New Wun Ching Developmental Publishing Co., Ltd.

NEW WCDP New Age · New Choice · The Best Selected Educational Publications—NEW WCDP

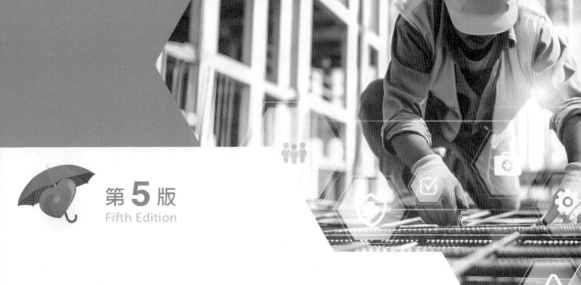

第 5 版
Fifth Edition

職業衛生概論

蕭景祥・李金泉
魏榮男・鄭世岳　編著

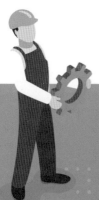

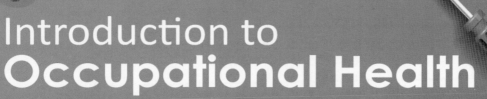

Introduction to
Occupational Health

國家圖書館出版品預行編目資料

職業衛生概論/蕭景祥, 李金泉,魏榮男,鄭世岳編著.
-- 五版. -- 新北市：新文京開發出版股份有限
公司, 2024.09
　　面；　公分

ISBN　978-626-392-069-9（平裝）

1. CST：職業衛生

412.53　　　　　　　　　　　　　　113013213

職業衛生概論（第五版）　　　　　　（書號：**B387e5**）

編　著　者	蕭景祥　李金泉　魏榮男　鄭世岳	
出　版　者	新文京開發出版股份有限公司	
地　　　址	新北市中和區中山路二段 362 號 9 樓	
電　　　話	(02) 2244-8188（代表號）	
F　A　X	(02) 2244-8189	
郵　　撥	1958730-2	
初　　版	西元 2015 年 02 月 01 日	
二　　版	西元 2016 年 02 月 10 日	
三　　版	西元 2020 年 01 月 01 日	
四　　版	西元 2021 年 05 月 20 日	
五　　版	西元 2024 年 09 月 15 日	

　　重視職場的安全衛生已是國際潮流趨勢，2013 年《勞工安全衛生法》更名修正為《職業安全衛生法》，其適用範圍由原本的 700 萬人擴大至 1,000 多萬人，幾乎涵蓋所有職場工作者。2014 年勞動部和職業安全衛生署成立，國內的職業安全衛生正式邁入另一個里程碑。

　　2014 年 7 月高雄驚天氣爆引起 32 人喪生和 300 多人輕重傷，受災房屋逾 850 戶。這個災難告訴我們，現代產業危害的威力已經超越工廠圍牆，不再侷限於作業場所內。此外，現代經濟所需要的機械設備與不斷推陳出新的製程和新原料，導致過勞死、職業災害、職業病等危害在你我身邊層出不窮，如果對於工作存在之危害沒有認知，有如裸身暴露於毒蛇猛獸充斥的叢林，隨時有被吞噬的危險。因此，對於工作場所危害的認知，是所有工作者必備的常識。

　　為了因應職業安全衛生的變化趨勢，這本《職業衛生概論》是專為職業安全衛生科系所設計。自職安署成立後，每年都有不少法規增刪制訂；第五版依最新相關法令進行增修，以期符合讀者的需求。

　　再次感謝各界一直以來對於我們的支持與愛護，也期待各界先進不吝賜教。

編者群　謹誌

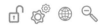

- **蕭景祥**　1. 國立臺灣師範大學衛生教育所衛生教育博士。
　　　　　2. 嘉南藥理大學職業安全衛生系講師、助理教授。
　　　　　3. 工礦衛生技師高等考試及格。
　　　　　4. 工業安全技師高等考試及格。
　　　　　5. 甲級物理性因子作業環境測定技術士檢定合格。
　　　　　6. 現任嘉南藥理大學職業安全衛生系副教授。

- **李金泉**　1. 國立彰化師範大學工業教育博士。
　　　　　2. 工業安全技師高等考試及格。
　　　　　3. 曾任國立海山高工教師。
　　　　　4. 曾任嘉南藥理大學職業安全衛生系助理教授、副教授。
　　　　　5. 現任南臺科技大學人文社會學院院長、教育經營碩士班所長及師資培育中心教授。

- **魏榮男**　1. 國立臺灣大學公共衛生學院環境衛生研究所博士。
　　　　　2. 曾任嘉南藥理大學職業安全衛生系講師、助理教授、副教授、教授。
　　　　　3. 工礦衛生技師高等考試及格。
　　　　　4. 工業安全技師高等考試及格。
　　　　　5. 甲級化學性因子作業環境測定技術士檢定合格。

- **鄭世岳**　1. 國立高雄第一科技大學工科所環安博士。
　　　　　2. 公務人員高等考試及格、省政府勞工處中區勞工檢查所檢查員。
　　　　　3. 曾任嘉南藥理大學職業安全衛生系講師、副教授。
　　　　　4. 工業安全技師高等考試及格。
　　　　　5. 工礦衛生技師高等考試及格。

目錄

05 CHAPTER 安全衛生教育訓練 61

06 CHAPTER 作業環境監測 75

07 CHAPTER 危害物質管理與危害通識制度 91

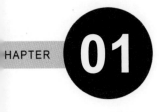

01 職業衛生概論

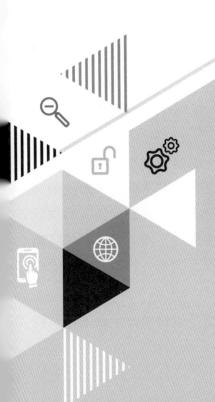

- 認識職業衛生之起源、發展與重要性
- 瞭解職業衛生的基本概念
- 我國職業衛生現況

1.1　職業衛生的重要性

　　工業革命之後，工廠開始大量使用機器，使原本分散各地的勞動人口湧向工廠集中，因而衍生許多衛生方面的問題，由於勞動人口主要集中在工業，工廠開始注意工人的健康，當時工業衛生(Industrial Hygiene)對保護工作者產生很大的作用。工業衛生為一門科學與藝術，乃致力於認知、評估、控制發生於作業場所或來自作業場所的各種會導致工作者或鄰近社區居民發生疾病、健康受損或破壞福祉，或造成不舒適或降低工作效率的問題。然而時代推演，職場危害不只存在於工業，所有職業的工作者都可能面對來自工作場所的危害，面對的問題也不僅是衛生(Hygiene)而已，而是涵蓋了所有的健康(Health)問題；不是只有消極防範健康危害，進而還要促進工作者的健康，所以演變成今日更全面的職業衛生(Occupational Health)。

　　職業衛生與職業安全是保障工作者與雇主生命財產安全不可或缺的一環，兩個領域密不可分，甚至很難區分；若真要區分其不同處，最大的性質差別在於急慢性，短期或急性的性質屬於安全領域，長期或慢性的屬於衛生範疇，例如：有機溶劑引起的爆炸屬於安全問題，慢性暴露引起的職業病屬於衛生問題；營建工人的墜落防止屬於安全領域，營建施工時的粉塵暴露防治屬於衛生範圍。

　　本章主要描述基本概念，而以下小節的討論多以職業安全衛生作為標題與內容。

1.2　職業安全衛生之起源與發展

1.2.1　職業安全衛生之起源

　　自從 1777 年，英國的機械工程師瓦特(James Watt)發明了第一部具有實用價值的蒸汽機，正式揭開工業革命的序幕，資本家紛紛開設工廠大量僱用工人，這些工人每天工作 10 小時以上，衛生條件極差，棉塵與煙塵瀰漫，傷害、疾病與死亡事件層出不窮。工廠的安全衛生問題因為影響的層面與人數越來越大，已不是早期手工生產時代的個人私事，而是世界潮流趨勢的社會問題。遭受職業傷害的工人輕則影響工作能力，重則殘廢死亡，往往使家庭經濟陷入困境，貧窮因而產生，造成社會動盪不安。工作場所的安全衛生問題已不容忽視，各國政府及社會改革家開始正視工業安全衛生的問題，並著手介入干預及推動工廠安全衛生工作，職業安全衛生慢慢開始受到重視。

1.2.2　職業安全衛生之發展

　　英、美、德國等先進國家最早為降低事故傷害開始推展職業安全衛生工作。工廠意外事故減少，可減少雇主之額外損失、提高生產效率、加強職業衛生，可使工作者維持強健體魄、確保高度之勞動力，此皆為工廠持續推展職業安全衛生工作之原動力。以下茲就各國推展職業安全衛生說明：

一、英國

1. 1802 年英國國會通過《學徒健康與道德法》(Health and Morals of Apprentices Act)，為世界第一個職業安全衛生法規。根據此法規的規定，學徒工作時間不得超過 12 小時，不得於夜間工作。

2. 1819 年頒布《工廠法》(The Factory Act)，規定受僱童工其年齡不得低於 9 歲。

3. 1833 年首次由政府設置工廠檢查員 4 名，檢查有關工廠的安全衛生設施，同時修訂《工廠法》規定童工的工時與工資，規定：(1)18 歲以下的童工不得在夜間工作；(2)童工每天的工時不得超過 12 小時；(3)童工每週的工作時間不得超過 69 小時；(4)工廠內應設立學校，童工年齡 13 歲以下者，每天上課 2 小時。這個法規被認為是世界上第一個具有工廠檢查的事實，英國成為第一個有工礦檢查的國家。

4. 1842 年國會通過《礦場法》(The Mines Act)，根據此法規定：(1)女工不得進入礦坑工作；(2)童工受僱於礦坑工作年齡不得低於 10 歲；(3)15 歲以上的童工才可擔任礦坑中升降機的操作員。

5. 1844 年規定工廠內的機械傳動齒輪與軸承必須設置護罩，此為世界有關機械安全防護之創始。

6. 1850 年規定女工及童工不准在夜間工作，並規定每週有 1 天的例假日，且每天的工時不得超過 12 小時，更進一步地保護童工及女工。

7. 1867 年修正工廠法規，作了以下之新規定。

   (1) 工廠應自行制定適合其需要的安全衛生工作守則，送交該郡的郡長批准後公告實施。

   (2) 為了預防職業病的發生，某些身體不適合某些工作者，不得受僱從事該項工作。

   (3) 12 歲以上的童工及女工不得在玻璃熔化及金屬冶煉廠等高溫性工廠中工作。

   (4) 11 歲以下的童工不得在翻砂（鑄造）及研磨等鐵工廠工作。

   (5) 必須實施工礦安全檢查，以防止意外事故之發生。

      根據以上的法規為基礎，加以 1872 年、1887 年及 1911 年逐次修正，《工廠法》漸具今日之規模。

8. 受到 1970 年美國《職業安全衛生法》（Williams-Steiger Occupational Safety and Health Act of 1970 年，簡稱 OSH Act）的影響，乃評估各行

業的安全衛生情況，及維護勞工、社會大眾與自然環境的資源，於 1974 年頒布《工作衛生安全法》(Health and Safety at Work Act)。

二、美國

1. 1867 年由於製造棉質衣服工廠相繼設立，不少勞工於工作時手及指頭受紡織機的傷害，並有多數的童工及女工，工作時間從清晨 5 時至晚上 7 時，工作時間超過 12 小時，且工作環境惡劣。州政府乃規定工廠檢查員的設置，要求雇主改善工作環境，以減少意外事故的發生。

2. 1869 年成立美國第一個勞工統計局，研討工作條件及意外事故發生的種類及其原因。

3. 1910 年美國聯邦政府成立礦務局，專責研究礦場中的職業病及安全衛生問題。

4. 1913 年成立「工業安全全國協會」(National Council for Industrial Safety)，研討如何防止意外事故的發生，改善安全衛生的設施。1915 年易名為「美國國家安全協會」（National Safety Council，簡稱 NSC），為一種全國性非營利的民間服務機構，對企業界、交通業、保險業、社區、學校等提供有關安全衛生的服務及資料。

5. 1959 年政府公布〈碼頭作業安全標準〉，1966 年公布《金屬及非金屬安全法》，1969 年通過《聯邦煤礦衛生安全法》。

6. 1970 年 12 月美國國會通過《職業安全衛生法》（Occupational Safety and Health Act，簡稱 OSH Act），於 1971 年 4 月正式生效。此時美國才有全國性、實施範圍涵蓋各行業的施行細則。OSH Act 有別於以前的立法，此法不僅涵蓋各行業僱用工人的雇主，且建立專責機構，即 OSHA 及顧問委員會、覆審委員會和訴願委員會。此外尚有隸屬衛生教育福利部的「國家安全衛生研究機構」（National Institute for Occupational

Safety and Health，簡稱 NIOSH）以資配合，以達立法的宗旨——「提供普遍的福祉，確保全國男女工人的安全衛生工作環境，以維護人力資源」。

三、中華民國

1. 民國 16 年 7 月 1 日國民政府成立勞工局，並設立勞動起草委員會，督導工廠及各級勞工行政機構。民國 17 年易名為勞工司，隸屬工商部。

2. 民國 18 年 12 月 30 日，頒布《工廠法》。次年 12 月 16 日，頒布〈工廠法施行條例〉，與《工廠法》同時於 20 年 8 月正式生效施行。

3. 民國 20 年 10 月 1 日頒布《工廠檢查法》，以貫徹《工廠法》之施行，而將勞工司納入實業部，並設立工廠檢查員養成所，頒布檢查員任用及獎懲規章，是為我國勞工檢查制度之開始。（比英國於 1833 年實施的工礦檢查約遲了 100 年）

4. 民國 21 年第一次修正《工廠法》，規定工廠必要的安全衛生設施，並在實業部設立中央工廠檢查處。

5. 民國 24 年頒布〈工廠安全衛生檢查細則〉，實施工廠檢查，直至抗日戰爭才中斷數年。但很快又於 29 年，改隸屬社會部的勞工行政，設立工礦檢查處。後經政府遷都重慶，工廠安全衛生的工作並未停頓，仍繼續於大後方推展，迄至勝利還都南京。

6. 民國 38 年政府遷臺，勞工司歸內政部，工廠檢查由中央委令臺灣省政府辦理，成立臺灣省政府工礦檢查委員會綜理各項檢查業務。

7. 民國 39 年 4 月 13 日，公布〈臺灣省勞工保險辦法〉，同年 7 月 14 日經濟部公布〈煤礦爆發預防規則及礦業保險安全規則〉，直至民國 41 年 6 月 7 日由內政部公布〈礦場安全衛生委員會設置辦法〉，使得礦場勞工受到更大的保護。

8. 民國 47 年 7 月 21 日公布施行〈勞工保險條例〉，並於民國 57 年 7 月 23 日修正公布，民國 58 年 7 月 11 日修正公布〈勞工保險條例施行細則〉，對勞工更加照顧，從實際行動上改善勞工生活，並逐漸推動社會保險制度。

9. 民國 61 年飛歌電子公司工廠女工罹患職業病死亡，臺灣造船公司發生爆炸，引起社會大眾及政府的關切，內政部乃將草擬的《勞工安全衛生法》草案送交院會討論，於 63 年 4 月 16 日經總統公布實施。此後由《勞工安全衛生法》衍生訂定各種安全衛生規章，此法之重要性有如美國的 OSH Act。

10. 民國 73 年 7 月 30 日總統令公布《勞動基準法》及其附屬法規，並在民國 76 年由內政部撤除勞工司，另設立勞工委員會，專責協調勞資糾紛，保障勞工權益也有了更具體的法令依據。

11. 民國 80 年 5 月 17 日修正公布《勞工安全衛生法》，擴大適用範圍，並且加重雇主的安全衛生責任，使更多的勞工受到《勞工安全衛生法》的保護，事業單位的安全衛生工作得以積極推展。

12. 民國 82 年 2 月 3 日由總統公布《勞動檢查法》，使勞動檢查更加落實，貫徹勞動法令之執行。

13. 民國 90 年 10 月 31 日制定《職業災害勞工保護法》，使遭受職業災害之勞工及其家屬能得到應有的保障、協助與照顧，並讓勞工保護更趨完善。

14. 民國 102 年《勞工安全衛生法》修正更名為《職業安全衛生法》，103 年 1 月立法院三讀通過《勞動部組織法》，103 年 7 月 3 日正式實施，職業安全衛生的主管機關將升級為勞動部，並成立職業安全衛生署，適用範圍從指定行業，擴大到所有行業全都適用。自此國內的職業安全衛生進入另一個新紀元。

15. 民國 104 年 1 月 1 日施行〈女性勞工母性健康保護實施辦法〉，對於女性尤其是懷孕婦女提供更多的健康保障。

1.2.3　我國職業安全衛生問題

根據我國 109 年勞動統計資料顯示，我國職業災害死亡千人率呈現逐年下降之趨勢，自 91 年 0.065 人，降至 93 年的 0.044 人，至 108 年 9 月更續降至 0.020 人。雖然近年來職業災害之死亡千人率有降低趨勢，但先進國家如日本早在 2002 年就已經達千分之 0.031 人。死亡率的下降，有部分原因是因為醫學科技的進步，挽救了許多嚴重職災意外傷害的勞工使然。在 108 年 1~6 月國內的失能傷害件數就高達 24,074 件，顯示國內安全衛生工作還有很大的成長學習空間，目前國內職業安全衛生問題主要如下：

一、事業單位職業安全衛生工作不落實

由於社會大眾普遍對職業安全衛生不瞭解，職業團體、企業雇主、工作者等對職業安全衛生的重要性認識不深，往往認為那只是事業單位的一環，跟其他部門沒有什麼差別，使事業單位的安全衛生工作成為消極應付政府的檢查，未能積極發揮管理的功效，主動發現安全衛生問題並積極改善。除少數大型企業之外，所設置的安全衛生組織、人員，多未能發揮應有的功能。102 年《勞工安全衛生法》修正為《職業安全衛生法》，幾乎將所有職業都納入，對於過去不在法令規範的職業，如何使他們儘快因應時代的需求，將會是個大課題。

二、多數企業體質不良

我國企業多屬中小企業，僱用工作者在 30 人以下者占所有事業單位的 80%以上，由於經費及技術不足，勞工流動率偏高，無力改善安全衛生設施，職業安全衛生教育訓練亦多未依照規定辦理，導致災害比率偏高。

三、檢查機構人力不足，未能掌握事業單位安全衛生資料

目前各區的勞動檢查機構檢查人員僅幾百人，但由於事業單位達幾十萬家，因此檢查策略均採重點檢查，受檢率不到 10%，不僅無力輔導，同時也難以掌握全部應受檢事業單位安全衛生最新動態資料。未來納入所有職業的工作者，卻未見主管單位增加檢查的人力或是規劃更多民間業者代檢，顯示未來考驗仍多。

四、社會配合資源不夠健全

職業安全衛生工作不僅有賴勞、資與政府三方面共同努力，社會配合資源的運用亦相當重要，例如學校教育的配合，勞資團體、顧問公司及相關安全衛生團體。但其規模多太小，技術服務能力不足，僅能協助政府辦理一些教育訓練及代行檢查業務，無能力主動擔當輔導改善安全衛生的工作。

五、勞工行政主管機關缺乏推動安全衛生政令之魄力

《職業安全衛生法》之訂定旨在防止職業災害發生，保障工作者安全與健康，政府對於既定的法令應大刀闊斧，嚴格執行，若一味的姑息退縮，法令規定便如同虛設，加上一般事業單位雇主的僥倖心態及不重視安全衛生的錯誤觀念，導致職業災害案件仍層出不窮。

1.3　職業衛生之基本概念

1.3.1　職業衛生的三大工作

職業衛生的三大工作內容為**認知(Recognition)、評估(Evaluation)**和**控制(Control)**發生於工作場所的所有危害因子。認知就是認識瞭解工作場所存在的各種危害；評估就是評估測定危害因子的種類、濃度與危害程度

大小；控制就是採用各種不同方法策略或設備以控制、消除與降低作業場所危害因子。

一、危害的認知

工作場所的危害種類，隨著職業衛生的發展，從一開始只認識**化學性危害**(chemical stresses)、**物理性危害**(physical stresses)和**生物性危害**(biological stresses)三種，後來發現與工作息息相關的各種作業工具設備之設計與作業的方法與姿勢等，也都會影響勞工健康，所以**人因性危害**(ergonomic stresses)也納入危害種類。近年發現因工作壓力及人際關係之不當亦造成工作者的精神焦慮不安與心理負擔，因此第五種**社會、心理性危害**(psychological stresses)也日漸受到重視。以下簡略介紹各危害因子，詳述請見各章節。

(一) 化學性危害

化學性危害包含各種氣體(gases)、蒸氣(vapors)、燻煙(fumes)、霧滴(mists)、霧氣(fog)、粉塵(dusts)等。此種危害性化學物質，常呈空氣汙染物(air contaminant)的狀態被吸入人體而致病，或與皮膚相接觸而使皮膚發生局部刺激、過敏性，或由皮膚吸收而發生全身性作用。

(二) 物理性危害

所謂物理性危害包含游離和非游離輻射、噪音和振動、異常氣壓、異常溫度濕度及不適當的採光照明等。

(三) 生物性危害

包括細菌、病毒、立克次體、黴菌、寄生蟲等致病微生物，以及動植物或其製品，例如動物毛皮、花草、樹木等引起的傷害或過敏者。

(四) 人因性危害

人體工學乃為利用人體生物科學以及各種工程科學，以達成人與工作間最佳相互調合，其效益可用人體工作效率和舒適感的觀點來予以度量。

由上述定義，可知諸如：工作和作業場所之設計不良、不正確的提舉和搬運、在不適當的姿勢下做重複性的動作及單調而令人生厭的工作等，均會造成人因性危害。

(五) 社會、心理性危害

工作的心理危害主要來自職場壓力，美國國家職業安全衛生研究所 (National Institute for Occupational Safety and Health)對職場壓力的定義：當工作需求無法適配工作者的能力、資源或需求時，所產生有害身體與情緒的反應，工作壓力會導致不良的健康，甚至造成傷害。

國際勞工組織曾發表一項調查報告指出，在英國、美國、德國、芬蘭等先進國家，每 10 名員工就有一人苦於憂鬱、焦慮、壓力或過度工作的處境。研究發現工作壓力導致的健康危害，包括頭痛、憂鬱、焦慮、失眠、高血壓、心臟疾病、吸菸、酗酒、腸胃潰瘍、肌肉痠痛甚至免疫機能下降與不孕等問題。

世界衛生組織預估到 2020 年，全球十大「疾病與傷害」當中，憂鬱症將排名第二，僅次於冠狀動脈心臟病。根據統計分析臺灣 1990 到 2010 年「常見精神疾病」的盛行率，發現近 20 年來臺灣憂鬱患者比例倍增。雖然臺灣人的焦慮不見得都來自工作，但不可否認工作也是壓力的重要來源。

還有另一心理性的危害必須特別重視的，就是職業災害之創傷後或目擊職災發生後之壓力症候群，不同於一般工作壓力，此壓力來自因為職業災害的生理創傷之後產生的心理症候群，工作者在遭逢創傷後，可能發生類似解離狀態(dissociative state)之症狀，包括如麻木感(numbness)、疏離感(detachment)、侷限之注意力、去現實感 (derealization)、去自我感(depersonalization)、解離性失憶(dissociative amnesia)以及對外界覺知(awareness)能力之減弱。此外自律神經過度反應、過度警覺、逃避反應以及創傷經驗之持續等，都有可能在職業災害後產生。

二、危害的評估

危害的評估方法主要包括環境偵測及生物偵測。

(一) 環境偵測

所謂作業環境監測：指為掌握工作者作業環境實態與評估工作者暴露狀況，所採取之規劃、採樣、測定及分析之行為。利用作業環境監測調查工作環境中有何種汙染物與有害物的存在，並測定其濃度高、低或數量大小，以評估其是否超過容許濃度或容許暴露量之規定。其缺點是由於各種防治設備與防護具的使用，環境汙染物濃度與真正進入人體的汙染物差異甚大，但由於方便且可行性高，目前我國法令仍以環境監測結果為依據。

(二) 生物偵測

生物偵測將可實際測得人體暴露有害物之現況，彌補環境監測之不足。生物偵測的定義為採取勞工之血液、尿液或其他人體檢體，分析其毒物或代謝物之種類與濃度，以作為有害物暴露程度之指標，或測定所吸收的毒物影響勞工體內新陳代謝之程度，如砷可由毛髮中檢出，鉛可由血中或尿中檢測到。但其主要缺點是有些侵入性的採樣，勞工接受度較低，分析方法複雜昂貴，實務上難以大量採用；更大的癥結點在於不同汙染物累積的部位很多仍未知，不知該採何種檢體作為評估的介質，這些缺點都讓生物偵測的實用性大打折扣。

三、危害控制

不同事業單位其特殊的危害問題或特定的危害程度都可能不同，應採取怎樣的管理措施，要看危害物的性質及其進入人體的途徑等之不同而異。大體來說，不外乎工程控制 (engineering control)、行政管理 (administrative control)、防護具的使用和健康管理(medical control)等方面。

(一) 工程控制

　　控制危害最好的方法就是將危害去除，使工作環境安全無虞，去除危害首先要採取的手段就是工程控制，工程控制常用的方法如下：

1. **取代(substitution)**：用無毒或低毒性物質或製程來代替高毒性物質與製程，謂之取代。例如油漆溶劑由甲苯取代會導致血癌的苯，利用皮帶傳動取代齒輪傳動降低噪音，皆是取代的方法。

2. **密閉(total enclose)**：所謂密閉，就是將會產生危害的製程密閉於某空間中，實務上常見到的有噴烤漆的密閉空間，以使勞工免於與毒物接觸。

3. **機械化或自動化(mechanization or automation)**：利用自動化製程避免勞工與現場危害因子接觸，例如煉鋼廠的操作，人員於有空調的控制室操作，避免接觸上千度高溫的鑄鋼製程。

4. **局部排氣(local exhaust ventilation)**：裝置局部排氣設施可將各種空氣汙染物在未抵達工作者呼吸區之前，於其發生源與傳播途徑即將之排除。常於產生高毒性物質或是濃度較高的時候採用。

5. **整體換氣(general or dilution ventilation)**：工作房之整體換氣，乃不斷引進足量的新鮮空氣，以稀釋各種空氣汙染物或調節溫度，確保工作房內工作者的安全衛生。

6. **改變製程(change processes)**：某些作業方法或程序易產生有害物之散布者，如粉塵作業可改為濕式作業以抑制粉塵之產生。

7. **作業之隔離(segregation of a process)**：高汙染作業盡量與其他作業區隔離，可使暴露僅限於少數特定的工作人員。

8. **廠房之設計(plant design)**：汙染防治設備與工作人員的配置，在設立廠房之初就要有整體的規畫與設計，否則改裝舊廠房以使其符合規定的要求，往往所費太多、不合經濟原則。

(二) 行政管理

工程控制是改善環境危害之首要，但畢竟基於產品製程之需要，工程改善往往必須適度妥協，無法完全為了控制危害犧牲產品，此時就必須用行政管理的手段降低危害，其法為：

1. **選工**：於聘任新員工時的體格檢查選擇適任的工作者，例如攀爬高架作業，有心血管疾病的人就不適合，有傳染性疾病的則不適合擔任廚師。
2. **配工**：根據工作者的特性與健康情況，適當安排工作者使其能發揮所長並兼顧其健康狀況。
3. **縮短工時**：對於危害性較高的工作，因為製程之需要無法將危害因子去除，工作者不得不在其間工作，則以縮短工時因應，例如高溫作業每天最長工時不超過 6 小時。
4. **教育訓練**：利用教育訓練使工作者瞭解工作場所存在的危害因子，知道如何保護自己，發生災害如何緊急應變等。
5. **永久或暫時的調任其他工作**：健康檢查發現有疾病的工作者，視其需要暫時或永久調任其他工作。

以上僅提出幾個較常用的行政手段，各公司可以依據實際的狀況做更多的管理。

(三) 使用防護具

當工程方法和行政手段也無法完全消弭危害時，就必須選用適當的防護具，防護具的種類繁多，使用的時機、注意事項與維護保養，也都是職業衛生管理的重要項目，後面有一章節討論。

(四) 健康管理

健康管理從招募新進員工即開始，利用體格檢查選擇適當的工作者，並以此作為健康基礎，勞工作業之後再利用定期健康檢查作為比對，以利及早診斷職業病傷。一旦發現可疑患者，除了持續追蹤予以適當治療外，並分級管理安排其適性的工作，並將健康檢查做成手冊發給工作者，除此之外，亦應積極主動安排各種活動，促進員工的身心健康。

☑《本章重點摘要》

1. 職業衛生運動起源於工業革命,其發展主要為了解決各種工業意外事故及職業傷病之問題。

2. 為了增加生產效率、維持高度勞動力,促進工作者之健康度與福祉,須從加強工廠安全衛生工作著手。職業衛生則須朝三大工作著手,即危害認知、評估及控制。

3. 工作場所存在的五種危害,包含化學性危害、物理性危害、生物性危害、人因性危害、社會心理性危害。危害的控制方法有工程控制、行政管理、防護具的使用和健康管理。

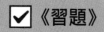 **《習題》**　　　　　　　　　　　　　　　　　　EXERCISE

一、是非題

( )1. 職業安全衛生源於工業革命。

( )2. 《職業安全衛生法》乃政府保護工作者所訂定之特別法。

( )3. 目前我國勞動檢查人力充裕，檢查員均能有效落實勞動檢查。

( )4. 安全衛生只限於生理狀態有關，與心理狀態無關。

( )5. 凡是因職業上工作環境中，對身體健康有關的因素，所直接導致、間接誘發，或轉重加劇的疾病，稱為職業病。

( )6. 有毒的蒸氣不屬化學性危害因子。

( )7. 監測空氣中病原體之濃度屬於生物偵測。

( )8. 生物偵測才能真正反映工作者暴露危害物質的程度。

二、選擇題

( )1. 職業安全衛生運動開始於　(1)美國　(2)英國　(3)法國　(4)德國。

( )2. 杜絕各種不安全狀況與環境首先採取的方法　(1)工程控制　(2)行政管理　(3)使用防護具　(4)健康管理。

( )3. 有害的病原體屬於　(1)化學性　(2)物理性　(3)生物性　(4)人因性危害。

( )4. 選工是屬於哪種改善手段？　(1)行政管制　(2)工程管制　(3)健康管制　(4)作業環境監測。

( )5. 從人體採取檢體用以偵測人體暴露有害物之累積情形稱為　(1)化學偵測　(2)生物偵測　(3)病理偵測　(4)生理偵測。

( )6. 使用無毒之原料以取代有毒之原料屬於　(1)工程管制　(2)行政管制　(3)健康管制　(4)環境管制。

三、問答題

1. 簡述工作場所的危害因子有哪些？

2. 工廠危害因子的工程控制方法有哪些？

3. 何謂作業環境監測和生物偵測？

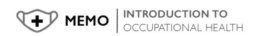

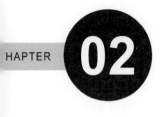

職業安全衛生組織

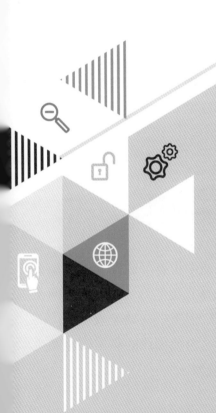

- 認識職業安全衛生業務之各主管機關
- 熟悉雇主與各級人員在職業安全衛生之責任
- 瞭解事業單位之職業安全衛生組織,與各組織之功能業務

案例分析

民國 99 年 5 月彰化某皮革工廠發生沼氣中毒事件，共造成 6 個人中毒跌落化學汙水處理槽，經送醫急救後，6 人先後不治。附近鄰居則感到人心惶惶，質疑這家工廠非法營業，要求相關單位追查真相，以免再發生類似意外。這是國內近年最大的工安意外，也是彰化縣近年內發生的最大職業意外。

由於科技的進步，生產技術不斷提升，即使是危害的控制，亦多由工程控制著手，但若太相信科技的完美，則可能導致重大災難的發生，畢竟再先進的科技，亦得由人操控。因此要防止職業災害的發生，從人的安全衛生管理著手，去消除會導致危害的不安全行為與不安全的媒介物，是解決職業災害之根本之道。要推行落實安全衛生管理工作，必須以組織的方式來推動，也唯有以組織的方式，才能真正將職業安全衛生政策、制度實現。

2.1　政府主管職業安全衛生之機構

目前政府的職業安全衛生組織，主管機關在中央為勞動部，縣（市）為縣（市）政府。民國 102 年勞工安全衛生法修正更名為《職業安全衛生法》，民國 103 年 1 月立法院三讀通過《勞動部組織法》，職業安全衛生的主管機關升級為勞動部並成立職業安全衛生署，自此國內的職業安全衛生進入另一個新紀元。圖 2-1 為勞動部之組織系統表。

勞動部的主要執掌如下：

1. 勞工行政組織之規劃與中央及地方聯繫。

2. 勞動政策之諮詢、規劃、研擬及分析。

3. 施政方針、施政計畫之研訂、管制、考核及績效報告。

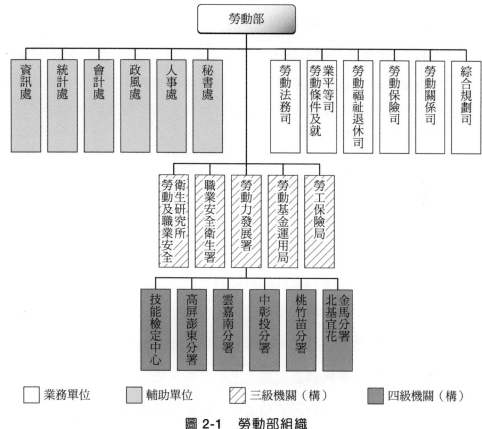

圖 2-1　勞動部組織

4. 勞動行政業務之研究發展、改進與考評。

5. 勞動行政人員專業訓練事項。

6. 推動及建立與國際組織之合作、交流。

7. 雙邊與區域勞動事務之合作、交流。

8. 自由貿易協定（或經濟合作協議）有關勞動議題之諮商。

9. 因應貿易自由化之就業市場影響評估及規劃。

10. 人力資源政策評估及規劃事項。

11. 勞動部刊物《臺灣勞工》季刊及中英文簡訊之編輯發行。

12. 部務會議議事及國會詢答業務。

13. 其他有關行政綜合規劃事項。

　　從其職掌了解勞動部相較過去的主管機關勞委會，不只層級提高，職掌涵蓋的內容也更多元具體，例如自由貿易協定的勞動議題，也是因應我國走向國際化的重要課題。

　　職業安全衛生署的主要執掌如下：

1. 職業安全衛生政策規劃與法規之制（訂）定、修正、廢止及解釋。

2. 勞動檢查政策規劃與法規之制（訂）定、修正、廢止及解釋。

3. 職業災害勞工保護政策規劃與法規之制（訂）定、修正、廢止及解釋。

4. 職業安全衛生制度之規劃、推動及管理。

5. 職業安全衛生與勞動條件檢查之推動、執行及監督。

6. 勞工健康促進、職業病調查與鑑定、職業傷病防治之推動及管理。

7. 職業災害預防、職業災害勞工補助與重建之推動、監督及管理。

8. 其他有關職業安全衛生、勞動檢查及職業災害勞工保護事項。

　　勞動及職業安全衛生研究所的相關職掌如下：

1. 勞動市場、人力資源及就業安全之研究。

2. 勞動關係、勞動條件及勞動福祉之研究。

3. 職業安全衛生技術及管理之研究。

4. 職業傷病危害評估及管理之研究。

5. 研究企劃管理及成果推廣。

2.2　雇主在職業安全衛生方面應負之責任

　　在傳統的舊觀念中，老闆（雇主）最大，雇主可宰制工廠一切的人、事、物，勞工也因受雇於人，而認命地接受一切工作環境，即使面對不合理的環境或制度，也莫可奈何。但隨著時代的進步變遷、人權意識的提高、法令的周延、保健觀念的提升，使得提供一個安全衛生條件的工作環境，是雇主責任也是義務。合適的工作環境，不僅保護勞工的生命健康也直接保障了雇主的財產權益，一來勞工的健康即是雇主最大的生產財富，二來降低災害發生的機率減少生命財產的損失。

　　以下乃就民國 109 年最新修正的《職業安全衛生法》與施行細則中，對雇主責任的許多規定，主要有安全衛生設施和安全衛生管理兩方面，茲將依這兩類整理重點如下：

(一)　有關安全衛生設施方面

1. 雇主使勞工從事工作，應在合理可行範圍內，採取必要之預防設備或措施，使勞工免於發生職業災害。機械、設備、器具、原料、材料等物件之設計、製造或輸入者及工程之設計或施工者，應於設計、製造、輸入或施工規劃階段實施風險評估，致力防止此等物件於使用或工程施工時，發生職業災害。

　　另外，對於雇主對重複性作業等促發肌肉骨骼疾病之預防、輪班或夜間工作與長時間工作等異常工作負荷促發疾病之預防、執行職務因他人行為遭受身體或精神不法侵害之預防、避難、急救、休息或其他為保護勞工身心健康之事項，應妥為規劃及採取必要之安全衛生措施。

　　雇主對於各種具有危害的機械設備與作業，應有符合規定之必要安全衛生設備與措施。

2. 雇主對於各種具有危害的機械設備與作業，應有必要之安全衛生設備與措施。

3. 雇主對於中央主管機關指定之機械、設備或器具，其構造、性能及防護非符合安全標準者，不得產製運出廠場、輸入、租賃、供應或設置。

4. 雇主對於具有危害性之化學品，應予標示、製備清單及揭示安全資料表，並採取必要之通識措施。

5. 雇主對於危害性之化學品，應依其健康危害、散布狀況及使用量等情形，評估風險等級，並採取分級管理措施。

6. 雇主對於中央主管機關定有容許暴露標準之作業場所，應確保勞工之危害暴露低於標準值，且應訂定作業環境監測計畫，並設置或委託由中央主管機關認可之作業環境監測機構實施監測。

7. 雇主對於經中央主管機關指定具有危險性之機械或設備，非經勞動檢查機構或中央主管機關指定之代行檢查機構檢查合格，不得使用。

8. 工作場所有立即發生危險之虞時，雇主或工作場所負責人應即令停止作業，並使勞工退避至安全場所。

9. 在高溫場所工作之勞工，雇主不得使其每日工作時間超過 6 小時。異常氣壓作業、高架作業、精密作業、重體力勞動或其他對於勞工具有特殊危害之作業，亦應規定減少勞工工作時間，並在工作時間中予以適當之休息。

10. 雇主於僱用勞工時，應施行體格檢查；對在職勞工應施行(1)一般健康檢查。(2)從事特別危害健康作業者之特殊健康檢查。(3)經中央主管機關指定為特定對象及特定項目之健康檢查。

11. 雇主在體格檢查發現應僱勞工不適於從事某種工作，不得僱用其從事該項工作。健康檢查發現勞工有異常情形者，應由醫護人員提供其健

康指導；其經醫師健康評估結果，不能適應原有工作者，應參採醫師之建議，變更其作業場所、更換工作或縮短工作時間，並採取健康管理措施。

(二) 有關安全衛生管理方面

1. 事業單位勞工人數在 50 人以上者，應僱用或特約醫護人員，辦理健康管理、職業病預防及健康促進等勞工健康保護事項。

2. 事業單位以其事業招人承攬時，其承攬人就承攬部分負本法所定雇主之責任；原事業單位就職業災害補償仍應與承攬人負連帶責任，再承攬者亦同。原事業單位違反本法或有關安全衛生規定，致承攬人所僱勞工發生職業災害時，與承攬人負連帶賠償責任。再承攬者亦同。

3. 事業單位以其事業之全部或一部分交付承攬時，應於事前告知該承攬人有關其事業工作環境、危害因素暨本法及有關安全衛生規定應採取之措施。承攬人就其承攬之全部或一部分交付再承攬時，承攬人亦應依前項規定告知再承攬人。

4. 事業單位與承攬人、再承攬人分別僱用勞工共同作業時，為防止職業災害，原事業單位應採取一些必要措施。

5. 二個以上之事業單位分別出資共同承攬工程時，應互推一人為代表人；該代表人視為該工程之事業雇主，負職業安全衛生法雇主防止職業災害之責任。

6. 雇主不得使未滿 18 歲者從事危險性或有害性工作，例如有爆炸性的工作。

7. 雇主不得使妊娠中之女性勞工從事危險性或有害性工作，例如礦坑、異常氣壓工作。

8. 中央主管機關指定之事業，雇主應對有母性健康危害之虞之工作，採取危害評估、控制及分級管理措施；對於妊娠中或分娩後未滿一年之女性勞工，應依醫師適性評估建議，採取工作調整或更換等健康保護措施，並留存紀錄。

9. 雇主對勞工應施以從事工作與預防災變所必要之安全衛生教育及訓練。

10. 雇主應負責宣導本法及有關安全衛生之規定，使勞工周知。

11. 雇主應依本法及有關規定會同勞工代表訂定適合其需要之安全衛生工作守則，報經勞動檢查機構備查後，公告實施。

12. 事業單位工作場所發生職業災害，雇主應即採取必要之急救、搶救等措施，並會同勞工代表實施調查、分析及作成紀錄。

　　所謂應即採取必要之急救、搶救等措施，包含之事項有二，一是緊急應變措施，並確認工作場所所有勞工之安全。二是使有立即發生危險之虞之勞工，退避至安全場所。

13. 民國 110 年規定事業單位勞工人數在 100 人以上者，其勞工於保護期間，從事可能影響胚胎發育、妊娠或哺乳期間之母體及嬰兒健康之下列工作，應實施母性健康保護：(1)具有依國家標準 CNS15030 分類，屬生殖毒性物質第一級、生殖細胞致突變性物質第一級或其他對哺乳功能有不良影響之化學品。(2)易造成健康危害之工作，包括勞工作業姿勢、人力提舉、搬運、推拉重物、輪班、夜班、單獨工作及工作負荷等。

　　以上乃為職業安全衛生相關法令中對雇主責任義務之規定，若不明究理，可能會誤認此舉會造成投資環境不良、惡化勞資關係。其實從其中我們可以發現，這些規定之主要精神，乃是期許雇主以其權威，透過安全衛生組織，落實工廠之安全衛生，以消弭職業災害。因職業災害之發生，損失的豈只是勞工之生命健康，雇主在商譽、賠償與連帶損失更是鉅大。另

外，須注意的是，法令中所指雇主是指事業主或事業經營負責人，意即上面雇主之責任義務亦可能由廠長或經理等來負全責。

2.3　勞工之安全衛生責任

上一節論及法令對雇主的責任之規定，這一節將談職業安全衛生法中勞工責任義務之規定，其規定如下：

1. 接受安全衛生教育、訓練。

2. 遵守安全衛生工作守則。

3. 接受體格檢查、健康檢查。

4. 事業單位違反相關之安全衛生規定，得向雇主、主管機關、檢查機構申訴。

從以上的規定看來，雇主為保護勞工的相關措施，勞工不能拒絕，遵守並接受相關規定是勞工的權利，也是義務，勞工不能把職業安全衛生的工作當作是雇主的責任而置身事外。

2.4　事業單位之職業安全衛生組織

不同性質種類的事業單位，依不同風險、規模設立職業安全衛生單位。依據職業安全衛生法規定，不同危害風險等級所需要的安全衛生組織與人員要求也不同，茲說明入下：

第一類事業

具顯著風險者，勞工人數在 100 人以上者，應設直接隸屬雇主之專責一級管理單位，所置管理人員應為專職，該有多少專職員額配置，依據不

同勞工人數不同而有所差異。此行業包含礦業及土石採取業、製造業中塑膠石化機械、營造業、水電燃氣業、運輸倉儲及通信業、機械設備租賃業中之生產性機械設備租賃業等、環境衛生服務業、洗染業、建材燃料之批發零售業、建築清潔與環境衛生汙染防治業、國防事業中之生產機構等，皆屬高風險的行業。

該類作業風險較高，所以勞工人數在 300 人以上之事業單位，應參照中央主管機關所定之職業安全衛生管理系統指引，建立適合該事業單位之職業安全衛生管理系統，該管理系統應包括下列安全衛生事項：

1. 政策。
2. 組織設計。
3. 規劃與實施。
4. 評估。
5. 改善措施。

相關執行之紀錄應保存 3 年。

第二類事業

具中度風險者，勞工人數在 300 人以上者，應設直接隸屬雇主之一級管理單位，所置管理人員應至少 1 人為專職，該有多少專職員額配置，依據不同勞工人數不同而有所差異。此行業包含農林漁牧業、礦業及土石採取業中之鹽業、製造業中之玻璃印刷成衣藥品等製造業、水電燃氣業中之自來水供應業、運輸、倉儲及通信業、餐旅業、機械設備租賃業中之事務性機器設備租賃業等、醫療保健服務業等等具有中度風險的行業。

第三類事業

具低度風險者，例如新聞廣播電視、文化運動、金融保險等低風險行業，該類行業的作業風險低，依據不同勞工人數規模設置不同等級的安全衛生業務主管，例如勞工人數超過 3,000 人以上，設置甲種安全衛生業務主管至少 1 人。

事業單位勞工人數之計算，包含原事業單位及其承攬人、再承攬人之勞工及其他受工作場所負責人指揮或監督從事勞動之人員，於同一期間、

同一工作場所作業時之總人數。事業設有總機構者,其勞工人數之計算,包含所屬各地區事業單位作業勞。若事業單位勞工人數若未滿 30 人者,其應置之職業安全衛生業務主管,得由事業經營負責人或其代理人擔任。

事業單位之職業安全衛生組織包括:

1. 擬定、規劃、督導、推動職業安全衛生業務之職業安全衛生管理單位。
2. 具審議、協調、建議性質之職業安全衛生委員會。

根據《職業安全衛生管理辦法》規定,職業安全衛生組織、人員、工作場所負責人及各級主管之職責如下:

1. 職業安全衛生管理單位:擬訂、規劃、督導及推動安全衛生管理事項,並指導有關部門實施。
2. 職業安全衛生委員會:對雇主擬訂之安全衛生政策提出建議,並審議、協調及建議安全衛生相關事項。
3. 未置有職業安全(衛生)管理師、職業安全衛生管理員事業單位之職業安全衛生業務主管:擬訂、規劃及推動安全衛生管理事項。
4. 置有職業安全(衛生)管理師、職業安全衛生管理員事業單位之職業安全衛生業務主管:主管及督導安全衛生管理事項。
5. 職業安全(衛生)管理師、職業安全衛生管理員:擬訂、規劃及推動安全衛生管理事項,並指導有關部門實施。
6. 工作場所負責人及各級主管:依職權指揮、監督所屬執行安全衛生管理事項,並協調及指導有關人員實施。
7. 一級單位之職業安全衛生人員:協助一級單位主管擬訂、規劃及推動所屬部門安全衛生管理事項,並指導有關人員實施。

以上所指之安全衛生管理人員,都是必須相關科系畢業或取得相關專業證照或受完訓練才能擔任。組織中應有多少人員編制,依工廠之性質與規模有不同規定。

　　職業安全衛生委員會置委員 7 人以上，每 3 個月開會 1 次，由以下人員組成：

1. 職業安全衛生人員。

2. 事業內各部門之主管、監督、指揮人員。

3. 與職業安全衛生有關之工程技術人員。

4. 從事勞工健康服務之醫護人員。

5. 勞工代表。

　　委員任期為 2 年，並以雇主為主任委員，綜理會務。委員會由主任委員指定一人為秘書，輔助其綜理會務。勞工代表應占委員人數 1/3 以上；事業單位設有工會者，由工會推派之；無工會組織而有勞資會議者，由勞方代表推選之；無工會組織且無勞資會議者，由勞工共同推選之。

　　該委員會審議、協調、辦理下列各事項：

1. 對雇主擬訂之職業安全衛生政策提出建議。

2. 協調、建議職業安全衛生管理計畫。

3. 審議安全、衛生教育訓練實施計畫。

4. 審議作業環境監測計畫、監測結果及採行措施。

5. 審議健康管理、職業病預防及健康促進事項。

6. 審議各項安全衛生提案。

7. 審議事業單位自動檢查及安全衛生稽核事項。

8. 審議機械、設備或原料、材料危害之預防措施。

9. 審議職業災害調查報告。

10. 考核現場安全衛生管理績效。

11. 審議承攬業務安全衛生管理事項。

12. 其他有關職業安全衛生管理事項。

委員會審議、協調及建議安全衛生相關事項，應作成紀錄，並保存 3 年。委員會議由主任委員擔任主席，必要時得召開臨時會議。

欲使職業安全衛生業務確實落實，雇主應以其權威要求各級人員實踐有關安全衛生之規定，以職業安全衛生委員會審議評估建議各項規定與措施，由職業安全衛生管理單位負責安全衛生業務之規劃、督導，使上至雇主，下至第一線作業勞工，都能身體力行安全衛生之規定。圖 2-2 為某家鋼鐵股份有限公司的職業安全衛生組織，可供參考。

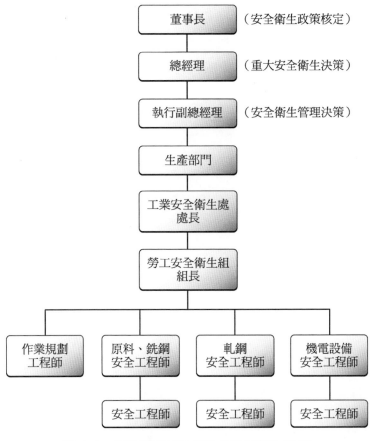

圖 2-2　某家鋼鐵公司勞工安全衛生組織

2.5　結　語

　　自從勞動部與職安署成立後，近年一連串的法規訂修，涵蓋層面已經越臻全面，從有形的機械設備與人員管理，到促發肌肉骨骼疾病之預防、輪班或夜間工作與長時間工作等異常工作負荷促發疾病之預防，再到母性的更全面保護。在今日分工越來越細的時代，管理統合工作益形重要，而管理統合工作就得由專門的組織來執行。為消弭職業災害，保障勞工之安全與健康，由職業安全衛生管理組織負責安全衛生方面業務，已是時代潮流。由職業安全衛生管理單位擬定各種計畫，再由職業安全衛生委員會審議協調建議，最後由雇主以其權威推行，方能落實職業安全衛生工作。

☑《本章重點摘要》

1. 職業安全衛生業務之主管機關，中央為勞動部，縣（市）為縣（市）政府。

2. 雇主在職業安全衛生方面應負之責任：有關安全衛生方面有關之防護設備，職災防止之各項措施，職災之賠償。

3. 在事業承攬有關安全衛生方面應做之措施。

4. 勞工之責任義務：接受衛生教育訓練健康檢查、遵守安全衛生工作守則。

5. 事業單位中職業安全衛生組織包括職業安全衛生管理單位，職業安全衛生委員會。

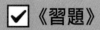 **《習題》**

一、是非題

( ) 1. 職業安全衛生之主管機關在中央為勞動部。

( ) 2. 雇主在職業安全衛生管理工作上，可以隨興而為，不需盡任何義務。

( ) 3. 做好職業安全衛生工作，雇主與勞工皆有責任。

( ) 4. 職業安全衛生委員會之成員由雇主訂之。

( ) 5. 外包的工程一旦發生意外，原公司負責人並不需負擔任何法律責任。

( ) 6. 將工程轉包承攬給其他公司，一旦發生意外事故，原公司並不需負任何責任。

( ) 7. 勞工有權利拒絕接受衛生教育訓練。

( ) 8. 雇主應每月填寫職災統計。

二、選擇題

( ) 1. 職業安全衛生業務之中央主管機關是 (1)衛生福利部 (2)環保署 (3)勞動部 (4)勞工局。

( ) 2. 事業單位將工程委外承攬，一旦發生事故傷亡，原雇主之法律責任 (1)沒有責任 (2)賠償連帶責任 (3)視契約而定 (4)負完全賠償責任。

( ) 3. 下列何者不得從事危險性工作？ (1)成年男性勞工 (2)童工 (3)老年勞工 (4)以上皆是。

( ) 4. 下列何者不是勞工之義務？ (1)接受衛生教育 (2)接受健康檢查 (3)遵守工作守則 (4)訂定安全衛生工作守則。

三、問答題

1. 職業安全衛生業務之主管機關為何？

2. 職業安全衛生管理組織有哪些？

3. 職業安全衛生管理單位負責哪些業務？

4. 職業安全衛生委員會之功能為何？

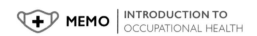

03 安全衛生檢查

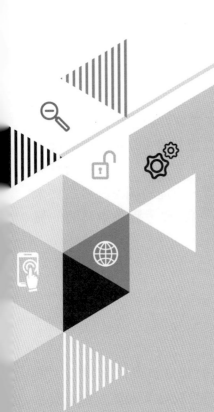

- 瞭解安全衛生檢查對於意外事故防止的重要性
- 瞭解安全衛生檢查的性質及種類
- 認識安全衛生檢查的內容及法令依據
- 瞭解安全衛生檢查的程序與標準

安全衛生檢查目的在尋找各種不安全的因素，以防止意外事故的發生。如同人體預防疾病而做體檢，藉以發現各種致病因子，工作場所之有無潛在危害，亦須檢查，方能知曉。若事先不去做檢查及防範的工作，待發生意外事故，有了人員傷亡及財產損失，屆時再後悔，為時晚矣！故安全衛生檢查為極重要的安全衛生工作，必須列入重要的安全衛生計畫項目。

除了事業單位自行實施的安全衛生自動檢查，尚有政府為落實職業安全衛生法令所實施的勞動檢查，因其立場不同，其檢查的策略及目的也各有差異，本章亦將分別探討之。

3.1　安全衛生檢查的目的

在韓笠奇(W.H. Heinrich)提出的意外事故之骨牌理論中，強調第三張骨牌——不安全的行為和不安全的狀況是可加以控制者。拿掉該張骨牌，意外便不致發生。而要消除這些不安全的行為和不安全的狀況，唯有實施安全衛生檢查工作，尋找致災原因，並加以改善，方能防範意外事故於未然。除此之外並能激發工作者對安全衛生工作的興趣，避免職業病的發生，維持工作環境的舒適，提高工作效率。

3.2　安全衛生檢查之種類

依據《職業安全衛生法》規定：「雇主應依其事業單位之規模、性質，訂定職業安全衛生管理計畫；並設置安全衛生組織、人員，實施安全衛生管理及自動檢查。」此為事業單位實施自動檢查的法令依據；職安法也規定事業單位達一定規模以上之工作場所，應建置職業安全衛生管理系統。在《職業安全衛生管理辦法》（原《勞工安全衛生組織管理及自動檢查辦法》，103 年 6 月修正更名）中則更詳細的規定自動檢查的項目。

　　再者依《勞動檢查法》第 1 條之規定:「為實施勞動檢查,貫徹勞動法令之執行、維護勞雇雙方權益、安定社會、發展經濟,特制定本法。」因此《勞動檢查法》也是政府對事業單位實施安全衛生檢查之法令依據之一。

3.2.1　安全衛生自動檢查種類

　　依《職業安全衛生法》及其相關附屬規章規定,安全衛生檢查可分為:**適法性檢查、巡視、定期檢查、重點檢查、作業檢點**及**作業環境監測**。若依《職業安全衛生管理辦法》所列,自動檢查項目包括:機械之定期檢查、設備之定期檢查、機械設備之重點檢查、機械設備之作業檢點、作業檢點等五項。各項目檢查的頻率與時機,有其基本法令規定與負責檢查的機構,各事業單位可依其實際需要增加檢查頻率;但不能刪減。

一、適法性檢查

　　為明瞭機械設備或安全衛生是否合於法令規定做實施的檢查,這些檢查需由政府認可的檢查或檢測機構來實施,如危險性機械、設備由代行檢查機構所實施之定期檢查屬之。

二、巡視

　　即定期或不定期在工作場所的一部分或全部做一般性檢查,看看作業環境、設備及工作人員的行為、動作是否合於安全衛生的規定,如有違反規定者應立即加以糾正或要求立即改善。巡視一般由主管人員來實施,以督促其確實做好安全衛生工作。

三、定期檢查

　　對工作場所之機械設備,依法令要求之頻率、週期來實施檢查工作,以掌握機械設備的安全性能,確保使用安全。定期檢查的週期,依不同的機械設備或作業,可分為每週、每月、每 3 個月、每 6 個月、每年、每 2

年、每 3 年等。各事業單位作業場所可以依循《職業安全衛生管理辦法》所規定規劃辦理。

四、重點檢查

對某些特殊機械設備，在初次使用前，或拆卸、改裝、修理時，實施安全性能之重點式檢查。如第二種壓力容器於初次使用前實施之重點檢查。局部排氣裝置或除塵裝置於開始使用、拆卸、改裝或修理時所實施的重點檢查。

五、作業檢點

係由作業人員或領班對本身操作之機械與設備或危險性較高的作業做較概略的檢視，以目視或簡單的操作來試驗安全性能，基本上在每日作業前、作業中都實施，有些是於使用終了後亦作檢點。

六、作業環境監測

係指為掌握勞工作業環境實態及評估勞工暴露狀況，所實施之規劃、採樣、測定及分析之行為。作業環境監測的結果用以提供環境衛生條件改善與否之依據。

3.2.2　政府勞動檢查

政府勞動檢查分為勞動條件及安全衛生條件兩部分，勞動條件檢查在此不加以討論，只針對安全衛生條件的檢查說明。勞動檢查員為政府對事業單位安全衛生檢查的執行者，檢查員依據勞動檢查法執行檢查，其檢查所持之標準為職業安全衛生法及其附屬法規。依據《職業安全衛生法》規定，適用範圍適用於各行業；但因事業規模、性質及風險等因素，中央主管機關得指定公告其適用本法之部分規定。

　　由於適用範圍涵蓋極廣，檢查員人力嚴重不足，故只能選擇性的做一般檢查。通常規模較大、危險性較高、安全衛生工作較差的工廠列為優先檢查之對象。一般檢查分初查及複查進行，若未達改善率，則依情節輕重，予以局部停工、全部停工或送法院及縣市主管機關處分；但受到處分的工廠，所占比例不高，法令的執行受到很大的影響。除了一般檢查之外尚有特案檢查，包括檢舉案件檢查、專案檢查、職業災害檢查。上述檢查都是為了執法上的需要，以保障勞工的權益，增進勞資和諧之作用。

3.3　安全衛生自動檢查執行人員

　　由上節所述，可知事業單位之檢查人員並不固定於某一個人。適法性檢查應由專業的代行檢查機構來執行，巡視工作一般是由主管人員為之，定期檢查可以由該部門之技術人員或資深操作人員來進行，重點檢查也應由維修人員或技術人員來實施，作業檢點由操作員本身來做最為恰當；至於作業環境監測則需由經環境監測專業訓練且檢定合格之人員來實施。不管執行自動檢查者為何人，其目的都是要找出工作場所中不安全衛生的因素並執行改善，以防範事故於未然。

3.4　機械設備與其他之安全衛生檢查

　　事業單位實施安全衛生自動檢查之目的，在於發現導致事故發生的各種不安全衛生的因素，〈職業安全衛生設施規則〉中除對於危險性較高的機械設備與作業有規範外，作業場所與通道也有相關的規定，**基本上這些規定都是要求雇主必須做好相關的措施；但在工作場所的勞工還是要知道，不只是監督，工作者也可以保障自己的安全健康**，茲整理如下：

一、工作場所及通路

1. 通道、地板、階梯，應保持不致使勞工跌倒、滑倒、踩傷等之安全狀態，或採取必要之預防措施。

2. 有車輛出入、使用道路作業、鄰接道路作業或有導致交通事故之虞之工作場所，應依下列規定設置適當交通號誌、標示或柵欄。

3. 對於使用道路作業之工作場所，為防止車輛突入等引起之危害，應依相關規定辦理，例如從事道路挖掘施工，必須設置交通引導員。

4. 使勞工於機械、器具或設備之操作、修理、調整及其他工作過程中，有足夠之活動空間，不得因機械、器具或設備之原料或產品等置放致對勞工活動、避難、救難有不利因素。

5. 對於建築構造物及其附置物，應保持安全穩固，以防止崩塌等危害。

6. 對於建築物之工作室，其樓地板至天花板淨高應在 2.1 公尺以上。

7. 設置之安全門及安全梯於勞工工作期間內不得上鎖，其通道不得堆置物品。

8. 對於工作用階梯之設置，應依下列之規定：(1)如在原動機與鍋爐房中，或在機械四周通往工作台之工作用階梯，其寬度不得小於 56 公分；(2)斜度不得大於 60 度；(3)梯級面深度不得小於 15 公分；(4)應有適當之扶手。

9. 對於工作場所出入口、樓梯、通道、安全門、安全梯等，應設置適當之採光或照明，必要時須設置緊急照明系統。

10. 室內工作場所其主要人行道不得小於 1 公尺，各機械間或其他設備間通道不得小於 80 公分，自路面起算 2 公尺高度之範圍內，不得有障礙物。

11. 其他有關車輛通道、坑道、梯子等皆有相關規定，請見〈職業安全衛生設施規則〉。

12. 局限空間容易發生缺氧狀況，工作場所如果是局限空間會有嚴格的規定，本書有專門章節討論。

二、機器設備

機器設備可分為工作機械、木材加工機械、衝壓機械及剪斷機械、離心機械、粉碎機與混合機、滾軋機、高速迴轉體等。其檢查重點項目包括：**防護罩、安全裝置、控制組件、機械動力組件、電力組件、提舉組件、工作組件、承重組件**，其他**易損壞及迅速接受大量應力之處所或零件**。

三、特殊危險機具

特殊危險機具，包括鍋爐、壓力容器及起重升降機具，其法定的檢查項目，除由政府檢查機構實施檢查之外，尚可由代行檢查機構實施檢查。工廠對特殊危險機具的安全檢查，乃為確保其安全性能所實施的定期檢查或作業檢點，絕不可因有政府及代行檢查機構的檢查而忽略之，〈危險性機械及設備安全檢查規則〉為其檢查所依循的標準。

四、物料搬運儲存

物料搬運儲存應注意其化學與物理特性，若屬危險物料，如爆炸性物質、著火性物質、氧化性物質、引火性物質和可燃性氣體，須注意其搬運條件及儲存場所，並應依照危險物及有害物相關規定處置。

五、爆炸及火災防止

有關易燃性物質之處置及引火源之控制，為爆炸及火災防止之重點。易燃性物質為危險性物質之一，處置時應事先瞭解其理化特性及危害防範措施。引火源可能為明火或其他高熱物質甚至靜電火花等，因此火源之管

制及電氣防爆安全設計均為必要檢查項目。此外消防器材及各種消防設施是控制火災爆炸蔓延擴大所必須者，亦應為檢查之重點項目。

六、墜落災害防止

凡從事高處作業之人員皆需接受墜落災害預防訓練。作業前須檢查作業設備，如施工架、梯子、棧橋、開口部分等。屋頂作業應設置有防踏穿之板料及止滑木條，檢查屋頂構造有無缺損。

七、電氣設備

一般電氣設備的檢查，應注意配線、開關、配電盤、變壓器、接地線、電動機等是否破損，易燃易爆物應與電氣設備如電熱器隔離。

八、衛生

衛生方面檢查應包括：

1. 各種有害氣體、蒸氣、燻煙、塵埃的處理及排除設備。

2. 作業環境監測。

3. 通風設備之性能檢查。

4. 採光與照明測定。

5. 浴廁、飲水、盥洗設備。

6. 更衣室、休息室、餐廳、廚房等設備。

7. 醫療及急救藥品器材。

九、個人防護具

個人防護具為保護勞工免於暴露很重要的設備，不僅須檢查防護之性能，並得注意員工有無使用，本書有專門章節討論。

3.5 安全衛生自動檢查表的製作

　　事業單位自動檢查工作，依《職業安全衛生管理辦法》之規定，實施時應就下列事項記錄，並保存 3 年：

1. 檢查年月日。

2. 檢查方法。

3. 檢查部分。

4. 檢查結果。

5. 實施檢查者之姓名。

6. 依檢查結果應採取改善措施之內容。

　　製作檢查表的人，應為對該機器設備及環境因素瞭解最深者。若是專業或需專門技術檢查則由專業人員為之，一般性的檢查與檢點，基層員工是最適當的人選。安全衛生檢查表擬訂後，應先將檢查表彙送安全衛生組織單位審核，最後由安全衛生業務主管批准，由雇主公布實施。檢查表的格式如表 3-1~3-2 所示，有關勞工作業環境監測紀錄表請見第六章。

表 3-1　定期檢查表

主管		主管			檢查者		
檢查處所	設備名稱及編號	檢查內容	判定基準	檢查方法	合格		不合格
改善建議		追蹤改善處理情形		送會單位			
				職業安全衛生	生管理單位	生產	採購	維修	品保

表 3-2 檢點表

檢查者：			檢查日期：　　年　　月　　日		
檢查項目	判定基準	檢查處所	合格	不合格	改善建議

追蹤改善處理情形		送會單位				
	職業安全衛生管理單位	生產	管理	採購	維修	品保

3.6　安全衛生自動檢查的程序

　　作業場所之安全衛生自動檢查的執行，依其種類不同，執行程序亦有差異，若較為正式的檢查如定期檢查或巡視工作，應依如下的程序進行。

一、檢查前的準備

1. 檢查的目的、範圍、路線。

2. 瞭解事業單位之安全衛生政策及有關規定、法令規章等。

3. 準備檢查表格。

4. 攜帶必要的儀器工具與個人裝備。

二、現場檢查

　　進入受檢工作場所，應向有關人員說明檢查的目的，並與會檢人員洽談檢查項目與路線，提供有關資料備查。檢查時如有疑問，應即時向會檢人員詢問，或與相關人員個別洽談。

三、檢查結果報告與對策

　　檢查後，應將發現的缺點及改善或建議事項，逐項記載於檢查表上，必要時亦可評定分數。填妥之檢查報告表應送受檢單位一份，便於現場主管補救改善措施。若無法立即改善者，應提報上級，並於安全衛生會議中提出討論；但有緊急危害者，應立即設法採取對策，以防意外事故發生。複查時應追蹤查核改善措施的進行，對於受檢單位進展的狀況應行評估，以鼓勵或督促該單位重視安全衛生工作。

☑《本章重點摘要》 SUMMARY

1. 安全衛生檢查目的在消除工作場所中不安全衛生的因素，防範事故於未然。除了政府為執行職業安全衛生法令，保障勞工權益所實施的勞動檢查之外，事業單位本身實施的自動檢查，更是確保工作場所安全與衛生的重要工作。

2. 安全衛生檢查的種類分為：適法性檢查、巡視、定期檢查、重點檢查、作業檢點及作業環境監測。

3. 無論何種形式的檢查其目的皆為防止事故之發生。

4. 執行檢查必須力求嚴格徹底，且應時常追蹤、改善情形，檢查工作應避免流於形式。

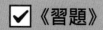 **《習題》**

一、是非題

( ) 1. 安全衛生檢查目的在尋找各種不安全的因素，以防止意外事故發生。

( ) 2. 自動檢查是事業單位內部自我要求之檢查，法令並無此項規定。

( ) 3. 勞動檢查法是政府對事業單位實施工廠安全衛生檢查之法令依據。

( ) 4. 危險性機械設備所實施的定期檢查是自動檢查的適法性檢查。

( ) 5. 作業檢點不屬於自動檢查之項目。

( ) 6. 作業檢點由操作員本身做最恰當。

( ) 7. 特殊危險機具因有政府實施之法定檢查，故可免實施作業前的檢點。

( ) 8. 爆炸及火災防止並非自動檢查項目之一。

( ) 9. 自動檢查表之紀錄應保存 5 年以上。

( ) 10. 檢查表在檢查實施後不需由檢查人員簽名，以免造成困擾。

二、選擇題

( ) 1. 政府實施安全衛生檢查之法令依據為 (1)《勞動基準法》 (2)《勞動檢查法》 (3)《勞工保險法》 (4)《工廠法》。

( ) 2. 第二種壓力容器於初次使用前應實施 (1)構造檢查 (2)竣工檢查 (3)重點檢查 (4)檢點。

( ) 3. 下列何者不屬於自動檢查之項目？ (1)竣工檢查 (2)定期檢查 (3)重點檢查 (4)作業檢點。

( ) 4. 安全衛生自動檢查的內容不包括 (1)工作場所及通路 (2)物料搬運儲存 (3)品質管制 (4)爆炸及火災防止。

( ) 5. 自動檢查表格的內容不包括　(1)檢查年月日　(2)檢查方法　(3)檢查動機　(4)檢查要領。

( ) 6. 自動檢查紀錄應保存　(1)一　(2)二　(3)三　(4)四　年以上。

( ) 7. 自動檢查表應由　(1)領班　(2)一級主管　(3)安全衛生主管　(4)雇主　公布實施。

( ) 8. 政府實施事業單位之安全衛生檢查所持之檢查標準是依　(1)《職業安全衛生法》及附屬規章　(2)中國國家標準　(3)《勞動基準法》及附屬規章　(4)《勞動檢查法》及附屬規章。

( ) 9. 下列何者不屬於政府工廠檢查的項目？　(1)檢舉案件檢查　(2)職業災害檢查　(3)作業檢點　(4)專案檢查。

( ) 10. 機械設備的自動檢查應檢查　(1)防護罩　(2)安全裝置　(3)電力組件　(4)以上皆是。

三、問答題

1. 試問事業單位之自動檢查項目及內容為何？

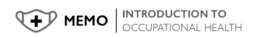

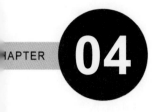

激發參與安全衛生工作的興趣

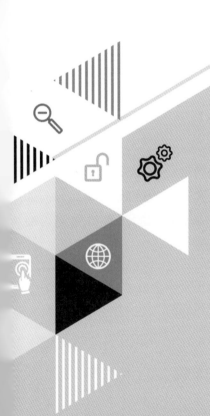

- 瞭解動機、態度與行為間的關係
- 全員參與引起安全衛生工作興趣的重要
- 推動安全衛生工作的原則
- 激勵安全衛生興趣的活動

案例分析

　　阿雄擔任某公司的現場小組長，最近公司大力推動各項安全衛生促進活動，包括各項講習、錄影帶教學與小組討論等。尤其是小組討論活動令他印象深刻，因為帶領者能激發大眾「大家動手做的意願與熱誠」。在討論的過程中，參與者都能夠說出內心的真心話，彼此輕鬆、但認真的交換意見，且在交談中，分享工作經驗，以預知工作場所危險，共同思考解決的方案。阿雄想，透過這次活動，現場工作人員與廠方安全衛生管理工作人員的隔閡消除了，爾後有關安全衛生工作的推動，相信定會更加順利。

4.1　動機、態度與行為

一、動機

　　人類的行為，均有其潛在的心理因素，我們把這種產生行為的內驅力稱為動機。動機本身不是行為，但它卻可以激發一個或好幾個行為，例如人類求安全的動機，可以激發產生人們各式與安全有關的防護行為。一般而言，動機具有下列特性：

1. 動機越強，行為的延續性也越久。

2. 動機雖相同，但因個別差異的影響，表現在外的行為也可能有所差異。

3. 動機遭遇阻礙時，個體會表現出焦急與不安。

　　從瞭解動機特性中，我們可知，在激發員工參與安全衛生工作時，我們須注意幾項要點：

1. 為能讓員工履行符合安全衛生的行為，且能保持持續不中斷，激發員工動機的活動需要持續進行，以使其產生強烈的行為動機。

2. 雖人們追求安全、健康的動機是一樣，但所表現在外的行為仍會有差異。因此，安全衛生管理者要適當修正某些人的行為，以符合安全作業標準的要求。

3. 安全衛生工作者，要能適時的瞭解作業人員可能發生焦慮不安的情緒，調查原因，並協助解除，以免影響工作安全。

二、態度

　　態度是人們對某項事物的一種喜惡或是覺得某些事物是好（或不好）的心理狀態，它會影響一個人的意見、立場與行為，而態度的形成多受學習與經驗的影響。態度是可以改變的，透過各式促進安全衛生的宣導與教育，可以改變員工原本對安全衛生工作的負向態度（例如覺得安全衛生工作不重要），轉為對安全衛生工作的正向態度（例如覺得安全衛生工作很重要）。態度雖無法直接測量，但透過各式態度量表的評估測量，可以據此推估員工的心理狀態，以作為廠內管理單位推行各項活動的參考。例如公司在嚴格執行安全作業規範之後，可能招致某些不滿，安全衛生工作人員須能得知此種狀態，並適時化解，以利安全衛生工作的推廣。

三、行為

　　推動各式安全衛生工作，期待的就是能建立員工符合安全衛生要求的行為，而且希望此種行為能持續。引起動機、改變態度，目的是要建立符合作業標準的行為。在意外事故中，因人們不安全行為所造成者占相當大的比例，不當的作業習慣（例如作業時不配戴防護具），也易造成職業病。因此，如何讓人們的行為符合安全衛生的要求，實在是一項重要的課題。

4.2　全員參與對引起安全衛生工作興趣的重要性

　　安全衛生工作不能單靠雇主或政府的推動，更不只是安全衛生管理者的責任，安全衛生工作是要激起廠內所有員工參與的動機與興趣，透過員工內心求安全衛生的動機支持，才能改變員工的態度，進而增進全廠的安全衛生。「全員參與」可以激發員工的工作動機，並且在心理上，使其有被尊重的滿足感。此外，全員參與對推動安全衛生工作尚有下列好處：

1. 增加員工的努力與注意。

2. 因有員工參與，可化解推動時的阻力。

3. 改善推動者與實行者間的關係。

4. 擴大參與面、集思廣益、真正解決現場的問題，讓安全衛生活動更實際，更能培養員工積極正向的態度。

　　雖然全員參與有上述的優點，但在實行上仍須注意下列幾點：

1. 要讓參與者知道推動安全衛生工作對其本身的重要性。

2. 所推動的安全衛生活動，須與員工的工作有密切關聯，且能解決員工工作上的安全衛生問題，如此員工才有積極參與的動機。

3. 參與決策討論時，員工必須具有安全感。

4. 雖授予員工參與討論、決策，但不能違反政府法規與公司基本政策的要求。員工不可誤解參與討論是妥協、甚至是降低作業安全衛生標準的手段。

4.3　推動安全衛生的原則

為能激發全員參與安全衛生工作，在推動安全衛生活動時，有下列幾項原則須特別注意：

1. 自動自發的原則：推動安全衛生活動，目的是在求得員工的安全、健康。因此要讓員工知道，這是為他們謀福利，以激起他們參與的動機。安全衛生促進活動，若能由員工自動自發最好，安全衛生管理工作者，只是活動的促進者與提供問題解決的諮商者而已。由員工自動自發而成的安全衛生活動較能持久，若管理者能掌握時機，善加利用，成效往往也較顯著。

2. 推動安全衛生工作，絕不是上對下權威式的管理。安全衛生工作需要一定的標準、規範，同時也要求工作時的紀律，但這些都是凝聚共識而成的。權威式的管理雖可奏效一時，但只要管理者一鬆懈，問題便可能隨時出現。

3. 雙向溝通原則：透過雙向溝通可以促使員工在態度上有所改變，也可得知推動安全衛生工作的問題點何在，以利問題的解決。在工廠內，安全衛生工作者，可透過書面的溝通途徑，如備忘錄、通知、公告、公報、刊物、員工手冊、員工建議書等瞭解員工，也可透過與員工面對面的交談、會議、演講、討論等進行溝通。只要溝通持續進行，推動安全工作的阻力必定可以降低。

4.4　激勵安全衛生興趣：以零災害運動為例

零災害運動中所謂的參加，乃是全體人員在各自的角色及崗位上，一致協力來解決問題的實踐運動。所謂全體人員是指自雇主、單位主管、管理監督人員及現場作業人員，均要參與推動安全衛生的工作，以擴大參與面，這就是零災害運動中參加的原則。

要除去工作場所中潛在的危害因子，單憑主管的力量是不夠的，還需要由工作部門的組長、幕僚部門一直到作業者本身，結合團隊的力量，人人站在自己的崗位上積極實踐，方可達到目標。因此，為能徹底找出工作場所存在的問題，就有賴各階層充分良好的溝通。為創造此種優良的溝通環境，須先建立工作場所明朗且具良好風氣的人際關係，以掌握員工參與的動機，進而使全體人員勇於接受挑戰，以熱誠的態度，推動安全衛生措施。

支持零災害運動就是確定雇主「安全第一、無安全即無生產」的經營態度。態度的建立，雖不是件容易的事，但要達零災害，非從建立雇主的觀念做起不可。透過事實的說明，雇主可以很快的明瞭，員工的健康才是其最大資產。而就作業者而言，每一員工均應深切體認，安全衛生是自己切身的問題，而不是衛生管理者的責任。只有適時改變全體作業者的態度與行為，零災害的目標運動才可能達成。

4.5　結　語

推動安全衛生工作，最基本的是激發全員參與的動機，並建立大家正確的觀念與態度，如此安全衛生工作才能持續不斷地推動。尤其安全衛生工作是大家的責任，透過全員參與、溝通、協調與實踐，必能確保全體作業人員的安全健康。

☑《本章重點摘要》 SUMMARY

　　安全衛生工作不能單靠雇主或政府的推動，更不只是安全衛生管理者的責任，安全衛生工作是要激起廠內所有員工參與的動機與興趣。因為全員參與推動安全衛生工作有下列好處：

1. 可增加員工的注意與努力、化解阻力。

2. 可改善推動者與實行者間的關係。

3. 可擴大參與面，集思廣益、真正解決問題。

　　產生人類行為的內驅力稱為動機，在激發員工參與安全衛生工作動機時，須注意幾項要點：

1. 激發員工動機的活動要持續，增強與鼓勵不可中斷。

2. 承認與接受個別差異的存在，對某些人，可能要多花些時間教導。

3. 適時地解除員工焦慮不安的情緒，以免影響作業安全。

　　態度是可以改變的，透過各式促進安全衛生的宣導與教育，可以改變員工原本對安全衛生工作的負向態度，轉為對安全衛生工作的正向態度，以期建立符合作業標準的行為。

是非題

( ) 1. 人類行為潛在的心理因素稱為動機。

( ) 2. 一般而言，行為動機越強，越可能產生行為，持續也較久。

( ) 3. 動機相同，人們表現在外的行為都一樣，沒有個別差異。

( ) 4. 人們的動機遭遇阻礙時，個體會表現出焦急與不安。

( ) 5. 態度的形成是與生俱來的，與後天的學習、經驗沒有關係。

( ) 6. 態度是一成不變，雖經教育、宣導也是不可改變的。

( ) 7. 透過態度量表的運用，可測得某人對某物的態度。

( ) 8. 安全衛生不能單靠雇主或政府，它是廠內全體人員的責任。

( ) 9. 全員參與可化解推動安全衛生工作時的阻力。

( ) 10. 授予員工參與討論時，可不管公司基本政策的要求。

( ) 11. 安全衛生工作若能由員工自動自發最好。

( ) 12. 推動安全衛生工作以權威式管理最有效。

( ) 13. 透過雙向溝通，可促使員工在態度上有所改變，增進彼此的瞭解。

( ) 14. 雇主「安全第一」的經營態度，是零災害運動推動的重要支柱。

( ) 15. 就作業者而言，每一員工均應深切體認，安全衛生是自己切身的問題，而不只是安全衛生管理者的責任。

( ) 16. 零災害的基本觀念就是「無安全，即無生產」。

( ) 17. 要去除工作場所潛在的危險因子，主要是靠主管的力量。

( ) 18. 推動安全衛生管理工作，最重要的是全員參與的精神。

( ) 19. 作業員工的工作態度，是不可能改變的。

( ) 20. 員工的安全、健康是雇主最大的資產。

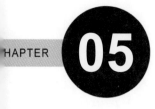 **05** 安全衛生教育訓練

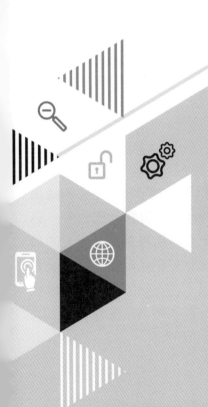

- 瞭解什麼是勞工安全衛生教育
- 瞭解實施勞工安全衛生教育的法令依據
- 認識勞工安全衛生教育的對象及內容
- 瞭解推行勞工安全衛生教育的方式
- 瞭解如何評估勞工安全衛生教育的效果

案例分析

　　小李今年剛從學校畢業，很幸運地找到一間規模滿大的汽車裝配廠就職。雖然本身學的是汽修，對工作內容不陌生，但對這些工作場所中的環境和設備，則是相當不熟悉。他心裡想，若沒人介紹說明，光憑他一個人要慢慢進入情況，那要花多少嘗試錯誤的代價啊！所幸，公司設有衛生管理部門，為小李及其他新進職工辦理新進員工安全衛生教育訓練，以協助小李及其他新進人員，熟悉環境及瞭解工作中應注意的事項。雖然訓練的時間不長，小李卻深深覺得受益匪淺，並暗自慶幸，自己選擇了一間有制度的公司。

5.1　勞工安全衛生教育的意義

一、定義

　　安全衛生教育是一種互動的過程，這個過程中包括了：1.訊息的提供者、2.訊息本身、3.訊息的接受者。訊息的提供者有時也稱為施教者，施教者可能是人，也可能是電視、報紙、廣播等大眾傳播媒體。而訊息的接受者，也就是一般所稱的受教者，除非情況特殊，否則受教者就是接受教育的人。安全衛生教育強調的是一種互動的過程，在互動的交互作用過程中，訊息的提供者將必要的訊息，透過各式教育活動傳遞給受教者，以改變受教者的知識、態度及技能。現在將這種過程表示如下：

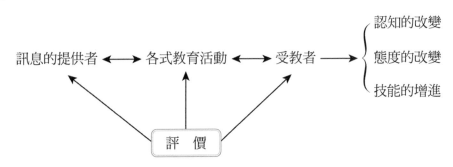

由此可知，安全衛生教育是一種持續不斷的歷程，且透過評鑑的進行，可以得知教育的效果，進而提供訊息提供者，設計教育目標及課程的參考。

二、形式

安全衛生教育的內容相當廣泛，且因時、因地、因人而不同。正因為如此，為能達成既定的教育目標（或只是短期的訓練成果），安全衛生教育在實施上，有各種不同的方式。現簡單列舉如下：

1. 利用大眾媒體，喚起大眾對安全衛生教育的重視，此種安全衛生教育，目的只是要喚起大眾的警覺心，因此教育的內容須簡短有力且易懂，方能收效。

2. 針對部分特定團體所設計進行的教育活動，也就是一般常稱的教育訓練。此種教育訓練的特色是目標明確，且受教者屬較特定的對象，因此，教育活動的過程較易掌握。例如，專為訓練鍋爐操作人員所舉辦的鍋爐操作人員訓練班，教育目標即是讓受訓者學會正確且安全地操作鍋爐。

3. 例行性的安全衛生教育訓練活動：對於某一團體，針對此團體所屬員工的安全衛生問題，進行教育活動，以期能達成降低職災的目的。例如工廠每年均會對所屬員工，進行一定時數的安全衛生教育活動，以建立員工重視安全衛生的觀念。

4. 工作前短時間的安全衛生教育活動：在從事某項較危險的工作前，由成員中較具工作經驗者或是小組長，對成員進行危險預知及工作安全分析活動，以告知成員在工作環境中所潛存的危機，並教導成員解決之道。此種短時間的零災運動教育活動，也是眾多安全衛生教育活動中的一種。

5. 對新進人員進行的職前教育活動：為降低新進員工對工作環境、工作流程的陌生感，避免新進員工因此而受到無謂的傷害，廠方均會對新進員工實施安全衛生講習，這是另一形式的安全衛生教育。

5.2　實施勞工安全衛生教育的法令依據

　　勞工安全衛生教育的重要性是無庸置疑的，即使如此，若無法令依據，在執行上定會遭受阻礙，政府有鑑於此，特將推行勞工安全衛生教育的職責，明文訂於法令中，俾使雇主及勞工，各有所依循。

　　目前實施安全衛生教育的法令依據，如下所示：

一、職業安全衛生法（民國 108 年 05 月 15 日）

　　法中明文規定：

1. 雇主對勞工應施以：(1)從事工作；(2)預防災變所必要之安全衛生教育訓練。

2. 勞工對雇主所施予的衛生教育訓練，也有接受的義務。

二、職業安全衛生法施行細則（民國 109 年 02 月 27 日）

　　宣導本法及有關安全衛生規定時，得以教育、公告、分發印刷品、集會報告、電子郵件、網際網路或其他足使勞工周知之方式為之。

三、職業安全衛生教育訓練規則（民國 110 年 7 月 7 日修正）

　　對於各種安全衛生教育訓練，詳訂施行的對象、課程內容及訓練的時數，使欲推行教育訓練的單位有所遵循。此外，對於欲舉辦各式訓練活動的非營利事業單位或財團法人，在訓練規則中也訂頒有承辦者之各項資格、條件、設備的標準，以確保教育的品質。

5.3　實施勞工安全衛生教育的對象及內容

一、受教者

安全衛生教育訓練分類如下：

1. 職業安全衛生業務主管之安全衛生教育訓練。

2. 職業安全衛生管理人員之安全衛生教育訓練。

3. 勞工作業環境監測人員之安全衛生教育訓練。

4. 施工安全評估人員及製程安全評估人員之安全衛生教育訓練。

5. 高壓氣體作業主管、營造作業主管及有害作業主管之安全衛生教育訓練。

6. 具有危險性之機械或設備操作人員之安全衛生教育訓練。

7. 特殊作業人員之安全衛生教育訓練。

8. 勞工健康服務護理人員及勞工健康服務相關人員之安全衛生教育訓練。

9. 急救人員之安全衛生教育訓練。

10. 一般安全衛生教育訓練。

11. 前十款之安全衛生在職教育訓練。

12. 其他經中央主管機關指定之安全衛生教育訓練。

雇主對擔任職業安全衛生業務主管之勞工，應於事前使其接受職業安全衛生業務主管之安全衛生教育訓練。事業經營負責人或其代理人擔任職業安全衛生業務主管者，亦同。

安全衛生業務主管之教育訓練課程時數，如下之規定：

1. 甲種職業安全衛生業務主管教育訓練課程時數（42 小時）。

2. 乙種職業安全衛生業務主管教育訓練課程時數（35 小時）。

3. 丙種職業安全衛生業務主管教育訓練課程時數（21 小時）。

此外，雇主對擔任下列作業主管之勞工，應於事前使其接受有害作業主管之安全衛生教育訓練：

1. 有機溶劑作業主管。

2. 鉛作業主管。

3. 四烷基鉛作業主管。

4. 缺氧作業主管。

5. 特定化學物質作業主管。

6. 粉塵作業主管。

7. 高壓室內作業主管。

8. 潛水作業主管。

9. 其他經中央主管機關指定之人員。

有關前項教育訓練課程及時數，可依法規之規定辦理。

其他各式作業主管，所需受的教育訓練科目與時數，則可參照相關法令及附表中的規定辦理。

雇主對下列勞工，應使其接受特殊作業安全衛生教育訓練：

1. 小型鍋爐操作人員。

2. 荷重在 1 公噸以上之堆高機操作人員。

3. 吊升荷重在 0.5 公噸以上未滿 3 公噸之固定式起重機操作人員或吊升荷重未滿 1 公噸之斯達卡式起重機操作人員。

4. 吊升荷重在 0.5 公噸以上未滿 3 公噸之移動式起重機操作人員。

5. 吊升荷重在 0.5 公噸以上未滿 3 公噸之人字臂起重桿操作人員。

6. 高空工作車操作人員。

7. 使用起重機具從事吊掛作業人員。

8. 以乙炔熔接裝置或氣體集合熔接裝置從事金屬之熔接、切斷或加熱作業人員。

9. 火藥爆破作業人員。

10. 胸高直徑 70 公分以上之伐木作業人員。

11. 機械集材運材作業人員。

12. 高壓室內作業人員。

13. 潛水作業人員。

14. 油輪清艙作業人員。

15. 其他經中央主管機關指定之人員。

　　有關前項教育訓練課程及時數，可依法規中之規定辦理。

二、施教者

　　勞工安全衛生之教育訓練，得由下列單位（以下簡稱訓練單位）辦理：

1. 勞工主管機關、衛生主管機關、勞動檢查機構或目的事業主管機關。

2. 依法設立之非營利法人。

3. 依法組織之雇主團體。

4. 依法組織之勞工團體。

5. 中央衛生主管機關醫院評鑑合格者或大專校院設有醫、護科系者。

6. 報經中央主管機關核可之非以營利為目的之急救訓練單位。

7. 大專校院設有安全衛生相關科系所或訓練種類相關科系所者。

8. 事業單位。

9. 其他經中央主管機關核可者。

5.4　瞭解推行勞工安全衛生教育的方式

一、大眾傳播媒體

　　能對大眾傳遞安全衛生訊息，採用大眾傳播媒體如電視、廣播、錄影帶教學及網路線上課程等均是很好的方式。大眾傳播媒體的優點是可打破距離的限制，讓很多人同時接受到訊息，且可再重複，故影響範圍廣泛。缺點是施教者與受教者之間若只有憑藉一般視聽媒體與網路傳播知識，而無其他輔助教學配合（例如：實習課程的現場的實作），則安全衛生相關技能的養成不易，若教育的過程中，彼此間的互動不足，則教育效果會受影響。此外，透過視聽媒體與網路教育平台提供的內容，不宜太難，單元時間不能太長，否則易遭受教者拒絕。

二、分發傳單、書籍或教學光碟

　　對某些需詳加說明的內容，廠方可提供各專業書籍，供相關人員借閱。傳單可針對某些主題提出說明，鼓勵大眾參與的動機，如零災害運動的推行。在進行之前，便可利用各式傳單，分發給相關人員閱讀，以瞭解活動進行的方式，如此可提高推行的成效。

三、集會、講解

　　將欲教授的內容，先整理成講義，利用某一特定時間，再統一講解、說明，使受教者達到既定的教育目標。利用此種方式，可掌握受教者的學習動態，且透過課後的討論，施教者與受教者間可充分的溝通。

四、隨機式安全衛生教育

安全衛生教育的實施，未必具有固定的形式，有時可能只是由較具工作經驗者，告訴新進人員工作時須注意的事項，這也是安全衛生教育的一種。只要工作小組中各成員間互動持續進行，且能共同解決彼此的安全衛生問題，其實，這也是一種很好的安全衛生教育活動。

5.5 推行勞工安全衛生教育效果的評估

一、知識的改變

推行勞工安全衛生教育，最容易評估的是受教者在知識上的改變。透過簡單的紙筆測驗，可瞭解受教者在受教前、後的差異，作為施教者提供教育時的參考。須注意的是，此種紙筆測驗並不是考試，測驗的目的只是提醒受教者該學習的重點，而不要太在乎分數的高低。

二、態度的改變

通過態度量表的運用，可瞭解受教者對某項事務的態度。例如：工作者經教育訓練後，對儲槽清洗作業的態度是否已改變？包括：原先的恐懼心是否已降低？輕慢心是否已消失等等。

三、技能的增進與行為的改變

對操作危險性機器或設備的人員而言，評估其受訓後，操作程序是否符合安全的要求？操作技術是否更熟練？此外，推行安全衛生教育一段時間後，可觀察勞工的行為是否已符合安全衛生的要求。例如，在營建工地中的勞工，是否均依規定戴安全帽？在安全衛生宣導之後，配戴的比例增加了多少？

四、職業災害發生率的改變

雖然職業災害的發生有許多原因，但若引起職業災害的原因係由人的無知或錯誤操作而引起，則透過安全衛生教育活動的推行，確可消除此種致災的因素，進而降低職業災害的發生率。因此，安全衛生教育推行確實與否，也可由該單位職業災害發生率的改變，而略知一二。

5.6 結　語

勞工安全衛生教育是一種持續不斷進行的交互作用，透過此種知識、經驗分享的過程，施教者與受教者共同解決所面臨的安全衛生問題。值得一提的是，安全衛生教育絕不是辦幾次活動或訓練，便可交差了事的。雖然辦教育訓練是很典型的安全衛生教育活動，但教育更重要的是持續性，且須適時適地的舉行，以符合作業者的需求。

此外，職業安全衛生相關法規中，對安全衛生教育的實施有明確的規範，各單位在實施時若有疑問，可多加查詢。

總之，教育訓練是一種預防性工作，我們寧可事前投入時間、人力來確實執行教育工作，讓現場的作業人員預知危險，並能依標準的作業程序作業，以消除危險，確保工作的安全衛生。畢竟，職業災害與疾病的發生，是大家所不願見到，且代價是無比慘痛的。

☑《本章重點摘要》   SUMMARY

　　勞工安全衛生教育是一種互動的過程，這個過程包括了：(1)訊息的提供者、(2)訊息本身、(3)訊息的接受者。安全衛生教育強調的是一種互動的過程，在互動的交互作用過程中，訊息的提供者將必要的訊息透過各式教育活動傳遞給受教者，以改變受教者的知識、態度及技能。

　　安全衛生教育的內容相當廣泛，且因時、因地、因人而不同。正因如此，為能達成既定的教育目標，安全衛生教育在實施上，便有各種方式。例如：

1. 利用大眾媒體喚起大眾對安全衛生教育的重視。

2. 針對部分特定團體進行的教育訓練。

3. 工作前短時間的安全衛生教育活動。

4. 針對新進員工的職前教育活動。

　　勞工安全衛生教育效果的評估，可參照下列方式進行：

1. 評估勞工知識的改變情形。

2. 測量勞工的態度。

3. 衡量勞工技能的增進與行為的改變情形。

4. 事業單位職業災害率的改變情形。

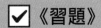 《習題》

一、是非題

( ) 1. 人類行為潛在的心理因素稱為動機。

( ) 2. 安全衛生教育中,訊息的提供者一定是人。

( ) 3. 安全衛生教育是一種持續不斷的歷程。

( ) 4. 安全衛生教育的內容相當廣泛,且因時、因地、因人而不同。

( ) 5. 廠內所屬員工中,只有新進員工需要教育訓練,其他的人不必接受教育。

( ) 6. 利用大眾傳播,可打破時空限制,讓很多人同時接受到安全衛生訊息。

( ) 7. 吊升荷重 5 公噸以上之操作人員,須經各相關工作的專業訓練,合格後始得操作。

( ) 8. 對擔任特殊作業的人員而言,僅作業者須受訓,其作業主管不須受訓。

( ) 9. 事業單位中若設有安全衛生管理單位,則該管理單位須負安全衛生教育計畫、統籌之責。

( ) 10. 勞工的安全衛生教育僅能以集會方式集體施教,其他方式不允許。

二、選擇題

( ) 1. 下列哪些法規對勞工安全衛生教育之實施均有所規定? (1)《職業安全衛生法》 (2)〈職業安全衛生法施行細則〉 (3)〈勞工安全衛生教育訓練規則〉 (4)以上皆是。

( ) 2. 勞工對雇主依法所提供之教育 (1)依法有接受之義務 (2)可接受亦可拒絕 (3)法規中沒有規定 (4)視情況而定。

（　）3. 下列何者是推行勞工安全衛生教育之方式？ (1)集會宣導 (2)觀看相關影帶 (3)分發傳單 (4)以上皆是。

（　）4. 在評估勞工安全衛生教育的成效上，至少須包括 (1)知識改變 (2)態度改變的情形 (3)技能是否純熟 (4)以上皆是。

（　）5. 下列敘述何者為非？ (1)安全衛生是持續不斷的學習歷程 (2)政府單位也會督導廠方是否實施安全衛生教育 (3)安全衛生教育只強調知識、觀念的改變。

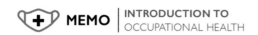

06 作業環境監測

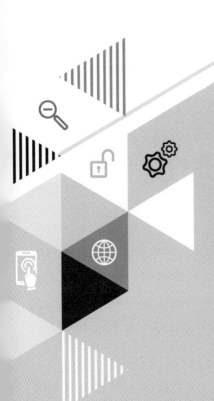

- · 瞭解作業環境監測的意義與
  重要性
- · 瞭解需要作業環境監測的場所
- · 學習如何執行作業環境監測

案例分析

1. 民國 103 年 6 月 16 日，臺中市西屯區一間環保工程行的 2 名工人進入下水道進行疏濬工程，因未穿戴防毒面具等相關防護裝備，結果疑吸入過量沼氣，雙雙昏倒在下水道，在地面上配合操作機具的同事朝下水道呼叫未獲回應，直覺出事趕緊報警，待警消到場救出傷患後，其中 1 人已無呼吸心跳。

2. 民國 110 年 1 月 29 日高雄市三民區三民第一公有零售市場清理化糞池，3 名工人中毒送醫，其中 1 死 1 重傷。

　　這類職安意外悲劇年年發生，多少正值年輕壯盛的生命因此喪失，也造成無數家庭的悲劇。然而，這些意外都是可以遏止的，只要事前做好相關的防護措施，意外絕對可以消除。

6.1　作業環境監測之定義與目的

　　要消除工作場所的危害因子之前，必須先瞭解環境，瞭解環境危害因子的重要方法之一，就是要監測環境存在的危害物質、種類與濃度，而這方法就是作業環境監測。透過作業環境監測瞭解作業環境之後，才能採取相關的防護措施，例如該採用何種防護具或用多少的通風，也可以與健康檢查之後的結果比對以進行健康管理，所以是安全衛生管理上不可或缺的重要工作。

　　依〈勞工作業環境監測實施辦法〉所謂作業環境監測，係指為掌握勞工作業環境實態與評估勞工暴露狀況，所採取之規劃、採樣、測定及分析之行為。作業環境監測原本使用的名詞為「作業環境測定」，一直沿用到 103 年修法訂定為止，其原因是監測涵蓋的範圍包含了監控與測定，不只是侷限在測定而已。

依據《職業安全衛生法》規定，雇主對於中央主管機關定有容許暴露標準之作業場所，應確保勞工之危害暴露低於標準值，於經中央主管機關指定之作業場所，訂定作業環境監測計畫，並設置或委託由中央主管機關認可之作業環境監測機構實施監測。依〈女性勞工母性健康保護實施辦法〉規定，對保護期間之女性勞工適性評估者，雇主應將相關評估結果與最近一次之健康檢查、作業環境監測紀錄及危害暴露情形等資料，提供予勞工健康服務之醫師或職業醫學科專科醫師，並由醫師提供工作適性安排之建議。依〈勞工健康保護規則〉規定，雇主使勞工從事特別危害健康作業，應定期或於變更其作業時，實施特殊健康檢查。勞工接受定期特殊健康檢查時，應將勞工作業內容、最近一次之作業環境監測紀錄及危害暴露情形等作業經歷資料交予醫師作為評估參考資料。

6.2　實施作業環境監測之場所

很多的危害看不見，若是沒有氣味的氣體更是無法察覺。一般而言，只要是工作者的作業場所，就該實施作業環境監測。但因作業場所實在太多，無法全部要求，所以法令只規定了某些危害性較高的作業必須要定期進行作業環境監測。不過要提醒的是，法令的要求是最低要求（某些作業環境危害性大、非做不可環境監測不可），為確保工作環境安全無虞，最好還是要定期環境監測。

〈職業安全衛生法施行細則〉明確規定應訂定作業環境監測計畫及實施監測之作業場所有以下幾類：

1. 設置有中央管理方式之空氣調節設備之建築物室內作業場所。

2. 坑內作業場所。

3. 顯著發生噪音之作業場所。

4. 下列作業場所，經中央主管機關指定者：

(1) 高溫作業場所。

(2) 粉塵作業場所。

(3) 鉛作業場所。

(4) 四烷基鉛作業場所。

(5) 有機溶劑作業場所。

(6) 特定化學物質作業場所。

5. 其他經中央主管機關指定公告之作業場所。

作業環境監測包含物理性與化學性作業環境監測兩類，雖然物理性的危害因子包含了噪音、振動、游離與非游離輻射、電流、採光照明、氣壓、溫度、濕度等，但法令只針對噪音與熱環境的監測作了規定，其他都是有關化學性的暴露監測。

〈勞工作業環境監測實施辦法〉中，需要定期實施作業環境監測的場所與頻率規定如下：

1. 設有中央管理方式之空氣調節設備之建築物室內作業場所，應每 6 個月測定二氧化碳濃度 1 次以上。

2. 坑內作業場所為下列情形之一，應每 6 個月測定粉塵、二氧化碳之濃度 1 次以上：

(1) 礦場地下礦物之試掘、採掘場所。

(2) 隧道掘削之建設工程之場所。

(3) 前二目中已完工可通行之地下通道。

3. 勞工噪音暴露工作日 8 小時日時量、平均音壓級 85 分貝以上之作業場所，應每 6 個月測定噪音 1 次以上。

4. 下列作業場所，其勞工工作日時量平均綜合溫度熱指數在中央主管機關規定值以上時，應每 3 個月測定綜合溫度熱指數 1 次以上：

(1) 於鍋爐房或鍋爐間從事工作之作業場所。

(2) 灼熱鋼鐵或其他金屬塊壓軋及鍛造之作業場所。

(3) 鑄造間處理熔融鋼鐵或其他金屬之作業場所。

(4) 鋼鐵或其他金屬類物料加熱或熔煉之作業場所。

(5) 處理搪瓷、玻璃、電石熔爐及高溫熔料之作業場所。

(6) 於蒸汽機車、輪船機房從事工作之作業場所。

(7) 從事蒸汽操作、燒窯等之作業場所。

5. 粉塵危害預防標準所稱特定粉塵作業場所，應每 6 個月測定粉塵濃度 1 次以上。

6. 製造、處置或使用第一、二有機溶劑之作業場所（例如二氯乙烷、四氯乙烷、二甲苯等），應每 6 個月測定其濃度 1 次以上。

7. 製造、處置或使用特定化學物質（例如聯苯胺）及砷之作業場所，應每 6 個月測定其濃度 1 次以上。

8. 接近煉焦爐或於其上方從事煉焦之場所，應每 6 個月測定溶於苯之煉焦爐生成物之濃度 1 次以上。

9. 鉛中毒預防規則所稱鉛作業之作業場所，應每年測定鉛濃度 1 次以上。

10. 四烷基鉛中毒預防規則所稱四烷基鉛作業之作業場所，應每年測定四烷基鉛濃度 1 次以上。

　　以上所提作業場所之作業，若屬臨時性作業、作業時間短暫或作業期間短暫，且勞工不致暴露於超出勞工作業場所容許暴露標準所列有害物之短時間時量平均容許濃度，或最高容許濃度之虞者，得不受上面所列規定之限制。然而，雇主於引進或修改製程、作業程序、材料及設備時，應評估其勞工暴露之風險，有增加暴露風險之虞者，應即實施作業環境監測。

　　以上規定場所的環境監測人員，都是要委託合格的作業環境監測人員與機構負責，監測的方法應參照中央主管機關公告之建議方法辦理。

6.3　作業環境監測之執行

　　執行作業環境監測都是要由合格的作業環境監測人員或機構負責，所謂的合格人員分三類：

1. **化學性因子作業環境監測**：合格人員具有化學性因子作業環境監測甲級技術士、化學性因子作業環境監測乙級技術士、中央主管機關發給之作業環境監測服務人員證明並經講習者。

2. **物理性因子作業環境監測**：合格人員具有物理性因子作業環境監測甲級技術士、物理性因子作業環境監測乙級技術士、中央主管機關發給之作業環境監測服務人員證明並經講習者。

3. **職業衛生技師**：原名工礦衛生技師，108 年修正為職業衛生技師。化學性與物理性因子的作業環境監測技術士只能依據檢定合格的項目執行業務，只有職業衛生技師可以同時執行物理性與化學性的環境監測工作。

　　以上的專業人員都是要經過技能檢定或高考及格取得資格才可以擔任，或是領有中央主管機關發給作業環境監測服務人員之證明並經講習。除了以上的合格人員之外，企業也可以委託中央主管機關認可之作業環境監測機構辦理。這些機構聘用採樣的人員，亦必須是以上所列之專業作業環境監測人員。目前國內企業多半沒有專責的作業環境監測人員，為節省人力成本，大部分都是委任外面的環境監測公司進行採樣。

　　此外，化學性作業環境監測採得之樣品，應由認證實驗室作化驗分析，這樣的分析品質才能有保障；除非物理性的噪音和綜合溫度熱指數與化學性因子中可以直讀式儀器測定者的樣品，雇主得僱用乙級以上之監測人員或委由執業之職業衛生技師辦理。

　　因為直讀式儀器容易受環境影響，誤差比較大，目前以直讀式儀器測量數據，被認可的化學物質只有二氧化碳、二硫化碳、二氯聯苯胺及其鹽

類、次乙亞胺、二異氰酸甲苯、硫化氫、汞及其無機化合物和其他經中央主管機關指定公告者。

　　監測採得的樣本都要送認證實驗室分析，所謂認證實驗室是指經第三者認證機構認證合格，且於有效時間內辦理作業環境監測樣本化驗分析之機構。所謂的第三者認證機構，係指取得國際實驗室認證聯盟相互認可協議，並經中央主管機關公告之認證機構。值得注意的是，並非認證實驗室就可以分析所有的採樣樣品，各實驗室只能對申請認證合格的項目進行分析，其分析種類包含六類，各實驗室可以只申請一種或申請多種，經認證合格才能執行該項目分析業務，目前國內認證實驗室可分析的種類有以下幾種：

1. 有機化合物分析。

2. 無機化合物分析。

3. 石棉等礦物性纖維分析。

4. 游離二氧化矽等礦物性粉塵分析。

5. 粉塵重量分析。

6. 其他經中央主管機關指定者。

　　有關監測機構的申請條件，除了必要之採樣儀器設備、三人以上甲級監測人員或一人以上執業職業衛生技師、二年內未經撤銷或廢止認可等條件外，還必須要有專屬之認證實驗室，通常監測機構會與長期合作的認證實驗室作策略聯盟。

6.4　作業環境監測之進行

　　根據法令的規定，雇主在實施作業環境監測前，應就作業環境危害特性及中央主管機關公告之相關指引，規劃採樣策略，訂定含採樣策略之作業環境監測計畫，並確實執行，再依實際需要檢討更新。

環境監測計畫，應包括下列事項：

1. 危害辨識及資料收集

作業場所使用的物質種類、原料或是製程可能產生的危害物質，都必須在監測前收集妥當，這樣才能知道究竟要採何物質。針對不同的危害物質，採樣的方法與使用的介質都不同，若沒事先瞭解清楚，極可能導致使用的採樣方法與介質錯誤。

2. 相似暴露族群之建立

不同的作業型態與製程，暴露的危害可能不同，加上通常礙於經費人力，無法全部的工作者或地點都實施監測，必須先瞭解類似暴露族群，劃分相似暴露族群，再進一步決定接受採樣的樣本數目和地點。

3. 採樣策略之規劃及執行

採樣策略的良窳，攸關是否能反映工作者真正的暴露濃度，採樣前必須根據不同的作業型態、製程、工作循環、輪班等不同條件，訂定採樣策略，以反映工作者暴露的真正情況。

4. 樣本分析

如果是法令規定事業單位必須執行的定期作業環境監測，都必須委託合格的監測機構，其樣本之分析都必須送認證實驗室（除直讀式儀器、噪音與熱外）。如果事業單位自行執行的環境監測就沒有限制。

5. 數據分析及評估

測得數據必須依據採樣的條件進行分析評估，與現在法令規定和濃度比較，並提供具體的建議。

以上的監測計畫，雇主應將其公告於作業勞工顯而易見之場所或其他公開方式揭示，必要時應向勞工代表說明，並於實施監測 15 日前，將監測計畫依中央主管機關公告之網路登錄，這些業務可以委由監測機構辦理。作業環境監測紀錄表檢測項目見表 6-1。

🏃 表 6-1　勞工作業環境監測結果紀錄表

※作業環境監測基本資料：

事業單位名稱		行業別		
事業單位地址		負責部門 及 聯絡人	部門	
			姓名	
監測日期	年　　月　　日		電話	
監測人員姓名 及資格文號		監測人員簽名		
會同監測之 勞工安全衛生人員 及勞工代表 職稱、姓名		會同監測人員簽名		

※作業環境監測紀錄：（註 1）

樣本編號	監測方法	監測處所（註 2）	監測項目	採樣幫浦編號	採樣介質種類	監測條件						監測（採樣）起迄時間	總計時間	採樣體積(m³)	校正後採樣體積(m³)	監測結果（註 3）	認證實驗室名稱
						現場溫度(°C)	現場壓力(mmHg)	採樣流速(ml/min)			（時、分）						
								前	後	平均							
依監測結果採取必要防範措施事項																	

附註：
註 1：監測紀錄格式得由事業單位自行設計，惟內容應包含本表所列項目；另物理性因子監測
得僅記錄監測編號、監測方法、監測處所、監測項目、監測起訖時間及結果。

註 2：監測處所應檢附全部監測點之位置圖。

註 3：監測結果應檢附認證實驗室之化驗分析報告（物理性因子之監測結果或得以直讀式儀器
有效監測之物質除外）。

雇主應於採樣或監測後 45 日內完成監測結果報告，通報至中央主管機關指定之資訊系統，並將監測紀錄保存 3 年，粉塵的紀錄要保存 10 年，對於危害性較長、較高的某些特化物質，例如致癌性的苯石棉等，則要保存 30 年。雇主應將測定結果於顯明易見之場所公告，必要時並向勞工代表說明。

6.5　作業環境管理

不同目的之環境監測結果，其管理方式也不一樣。如果是為評估汙染控制設備效能，就以設計標準為依據；若為合法性評估，就依相關容許暴露標準進行規範。

對於各有害物質的容許暴露標準，可參考的法令是〈勞工作業場所容許暴露標準〉。勞工作業環境中有害物質之濃度，應符合以下幾項規定：

1. 全程工作日之時量平均濃度不得超過相當 8 小時日時量平均容許濃度。

2. 任何一次連續 15 分鐘內之平均濃度不得超過短時間時量平均容許濃度。

3. 任何時間均不得超過最高容許濃度。

現在企業常有淡旺季之分，在旺季常出現加班之情況，所謂的相當 8 小時日時量平均容許濃度，若遇加班時，容許濃度亦會隨之調整。例如甲苯的 8 小時時量平均容許濃度為 100 ppm，若是加班工作 10 小時，則容許濃度應調降為 80 ppm。

在「勞工作業場所容許暴露標準」中，我們可以看到以上三個濃度標準，其意義如下：

1. **8 小時日時量平均容許濃度**：為勞工每天工作 8 小時，一般勞工重複暴露此濃度下，不致有不良反應者。

2. **短時間時量平均容許濃度**：容許濃度乘以變量係數所得之濃度，為一般勞工連續暴露在此濃度以下任何 15 分鐘，不致有不可忍受之刺激、慢性或不可逆之組織病變、麻醉昏暈作用、事故增加之傾向或工作效率之降低者。

表 6-2　物質容許濃度與變量係數對照表

容許濃度	變量係數
未滿 1	3
1 以上，未滿 10	2
10 以上，未滿 100	1.5
100 以上，未滿 1000	1.25
1000 以上	1

　*氣狀汙染物濃度以 ppm 表示，粒狀汙染物以 mg/m^3，石棉以 f/cc 為單位。

　ppm：為百萬分之一單位，係指溫度在攝氏 25 度、1 大氣壓條件下，每立方公尺空氣中氣狀有害物之立方公分數。

　mg/m^3：為每立方公尺毫克數，係指溫度在攝氏 25 度、1 大氣壓條件下，每立方公尺空氣中粒狀或氣狀有害物之毫克數。

　f/cc：指溫度在攝氏 25 度，1 大氣壓條件下，每立方公分纖維根數。

3. **最高容許濃度**：為不得使一般勞工有任何時間超過此濃度之暴露，以防勞工不可忍受之刺激或生理病變。

　　　時量平均濃度的計算方式如下：

$$\frac{\begin{array}{l}\text{第一次某有害物空氣中濃度×工作時間＋}\\\text{第二次某有害物空氣中濃度×工作時間＋}\\\text{第 n 次某有害物空氣中濃度×工作時間}\end{array}}{\text{總工作時間}}$$

＝時量平均濃度

作業場所汙染之濃度，必須符合以上三種濃度之規定才屬合乎法令要求，但若有二種以上汙染物評估時要同時考量，如果危害的器官類似，則要一起考慮，例如甲苯與丙酮的日時量平均容許濃度分別為 100 ppm 和 750 ppm，如果某勞工暴露甲苯與丙酮的日時量平均暴露濃度分別為 50 ppm 和 500 ppm，其暴露綜合評估為 50÷100+500÷750=1.17，意指該勞工暴露超過法令規定。如果評估值剛好等於 1，雖然不能說違法，但要提醒注意的是法令要求是最低要求，接近於 1 都該做改善措施。

另外，如果同時暴露的物質危害的器官不同，評估時則分開評估，例如某勞工工作時同時暴露甲苯和粉塵，評估是否合乎法令要求時，則不合併計算。

作業環境監測為瞭解工作場所環境的重要工具，雖然我國法令只有針對某些作業與行業規定檢查的項目與頻率，但在安全衛生管理上，作業環境監測是重要的必要手段。

6.6　結　語

作業環境監測為職業安全衛生管理必要的工作之一，唯有透過環境監測才能知道環境危害物質種類與濃度，方能採用有效的保護勞工措施。值得注意的是，作業環境監測計畫雖有規定的項目；然而採樣策略必須考量的因素多，容易有良莠不齊的現象，容易流於形式而沒有達到真正的監測目的。

☑《本章重點摘要》

SUMMARY

1. 所謂作業環境監測，指為掌握勞工作業環境實態與評估勞工暴露狀況，所採取之規劃、採樣、測定及分析之行為。依據《職業安全衛生法》規定，雇主對於中央主管機關定有容許暴露標準之作業場所，應確保勞工之危害暴露低於標準值，於經中央主管機關指定之作業場所，訂定作業環境監測計畫，並設置或委託由中央主管機關認可之作業環境監測機構實施監測。

2. 勞工作業環境監測實施辦法中，需要定期實施作業環境監測的場所與頻率規定。

3. 執行作業環境監測必須由合格的作業環境監測人員或機構負責，所謂的合格人員分三類：

   (1) 化學性因子作業環境監測甲、乙級技術士。

   (2) 物理性因子作業環境監測甲、乙級技術士。

   (3) 執業之職業衛生技師。

4. 認證實驗室是指經認證機構認證合格之實驗室，但並非認證實驗室就可以分析所有的採樣樣品，各實驗室只能分析申請的認證合格項目進行分析，其分析種類包含六類，各實驗室可以申請一種或多種：

   (1) 有機化合物分析。

   (2) 無機化合物分析。

   (3) 石棉等礦物性纖維分析。

   (4) 游離二氧化矽等礦物性粉塵分析。

   (5) 粉塵重量分析。

   (6) 其他經中央主管機關指定者。

5. 作業環境監測紀錄應包含的項目（參見表 6-1）。

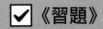 《習題》

一、是非題

( ) 1. 作業場所有聞到味道再進行環境監測即可。

( ) 2. 只要是經認證的實驗室就可以分析所有採樣樣本。

( ) 3. 法令規定的定期作業環境監測必須委由認可的專業作業環境監測機構。

( ) 4. 認證實驗室的檢測項目,只能依據其申請的種類實施。

二、選擇題

( ) 1. 設有中央管理方式之空氣調節設備之建築物室內作業場所應多久測一次二氧化碳濃度? (1)每月 (2)3 個月 (3)半年 (4)每年。

( ) 2. 室內噪音作業場所應多久測一次噪音? (1)每月 (2)3 個月 (3)半年 (4)每年。

( ) 3. 鉛作業場所應多久測一次鉛濃度? (1)每月 (2)3 個月 (3)半年 (4)每年。

( ) 4. 高溫作業場所應多久測一次綜合溫度熱指數? (1)每月 (2)3 個月 (3)半年 (4)每年。

( ) 5. 下列何者不是認證實驗室的種類? (1)有機化合物分析 (2)無機化合物分析 (3)石棉等礦物性纖維分析 (4)以上皆非。

( ) 6. 作業環境監測紀錄表必須包含 (1)監測人員姓名 (2)監測場所 (3)監測項目 (4)以上皆是。

( ) 7. 一般作業環境監測紀錄應保存多少年? (1)1 年 (2)2 年 (3)3 年 (4)10 年。

三、問答題

1. 認證實驗室的種類有哪些？

2. 擔任化學因子作業環境監測工作必須具備哪些資格？

3. 環境監測計畫，應包括哪些事項？

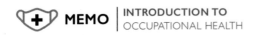

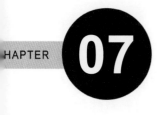

07 危害物質管理與危害通識制度

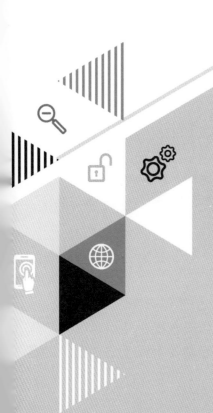

- 認識何謂危害物質
- 瞭解危害通識制度的精神
- 研擬危害通識制度施行計畫書
- 認識危害物質清單與安全資料表

案例分析

1. 民國 99 年 11 月桃園一名珠寶店老闆娘,使用同業推薦「效果超好」的洗滌液清洗珠寶,婦人徒手拿著抹布,沾取沒有稀釋的氫氟酸擦拭水晶洞寶石,噴得一身濕,等到兒子趕到現場,婦人已口吐白沫倒地,經送醫仍宣告不治。

2. 民國 102 年 10 月 19 日臺南市一家賣鮮魚湯的老闆企圖趕走隔壁賣早餐的老闆娘,將店面租為己用,竟教唆 2 男 1 女到早餐店潑灑油漆,引發火警,火勢延燒 31 戶套房式民宅,並造成 1 人死亡、3 人受傷。之所以引起火災的關鍵,就在於因為油漆黏稠無法潑灑,所以鮮魚湯的老闆去買甲苯稀釋,殊不知甲苯容易燃燒的特性,連他自己的鮮魚湯店也付之一炬。

這類的危害時有所聞,其所造成的傷害損失,難以估量。究其原因,大多是因為不瞭解在工作場所所接觸物質的危害,因而作業時輕忽各種危害防治措施,終至釀成災害悲劇。

工作場所中,存在各種危害物質,稍一不慎,即可能造成生命財產的損失,為減少危害物質造成的傷害,人人具備危害預防常識,進而能保護自己健康,使危害消弭於無形,為最佳之安全衛生管理。

7.1 何謂危害物質

危害物質分為危險物與有害物二類,雇主依安全衛生法規定,對於危險物與有害物應予標示,危險物與有害物依〈職業安全衛生法細則〉之定義,包含的種類如下:

一、危險物

係指爆炸性物質、著火性物質(易燃固體、自燃物質、禁水性物質)、氧化性物質、引火性液體、可燃性氣體及其他物質經中央主管機關指定者。

1. **爆炸性物質**：包括具有爆炸性質之硝酸酯類（如硝化甘油）、硝基化合物（如三硝基苯）、有機過氧化物（如過氧化丁酮）。

2. **著火性物質**：包括易燃固體（如硫化磷、赤磷）、自燃物質（如黃磷、鎂粉）、禁水性物質（如鉀、鋰、鈉）。

3. **氧化性物質**：包括氯酸鹽類（如氯酸鈉）、過氯酸鹽類（如過氯酸鈉）、無機過氧化物（如過氧化鉀）、亞氯酸鹽類（如亞氯酸鈉）、次氯酸鹽類（如次氯酸鈣）。

4. **易燃性液體**：常溫下可蒸發，以火焰靠近即可引火燃燒之液體物質（如乙醚、汽油、苯）。

5. **可燃性氣體**：氫、乙炔、乙烯、甲烷。

6. **爆炸性物品**：火藥、炸藥、爆劑、引炸物等。

二、有害物

　　係指有機溶劑、鉛、四烷基鉛、特定化學物質及其他物質，經中央主管機關指定者。

1. 有機溶劑中毒預防規則中所列物質：如三氯甲烷、二硫化碳等。

2. 特定化學物質危害預防標準所列物質：如黃磷火柴、聯苯胺等。

3. 其他指定之化學物質：如乙醛、醋酸、乙腈等。

7.2　危害通識制度

　　工作場所中存在這麼多的危害物質，若工作者不瞭解其危害，則隨時都有發生災害的可能，為降低事故發生的風險，亦基於「知的權利」，都必須使勞工瞭解工作場所中所存在物質可能造成的危害。

　　為使勞工對危害物質有所認識，則在勞工與危害物質間，建立一套制度，利用此制度，使物質的危害資訊有被勞工認識的機會，這個制度就是「物質危害資訊通識制度」，簡稱「**危害通識制度**」。

7.3　危害通識制度建立的步驟

　　為使此制度能真正落實，須預先詳細策劃，再按步驟推行。制度推行步驟建議如下：

一、熟悉相關法令

　　與危害物質有關的法令有《職業安全衛生法》及其施行細則、危險物及有害通識規則、特定化學物質預防標準、有機溶劑中毒預防規則、鉛中毒預防規則、勞工作業環境監測實施辦法、勞工作業環境空氣中有害物質容許濃度標準、勞工健康有害物質追蹤管理要點、粉塵危害預防標準等，這些法令應預先瞭解，以便推行時有所依據。

二、編寫「危害通識計畫書」

　　為使政策能徹底落實，計畫書為任何措施施行前所必備，俾使眾人有所依循，按部就班推動整個制度。

　　計畫書之內容，大抵包括計畫前的收集資料、計畫目的、欲達成的目標、計畫使用之材料與方法、執行人員（各人員之任務編組）、所需經費與執行計畫時期長度。

三、收集危害資訊

　　將工作場所中所使用對人體有害之物質收集，包括原料、成品、半成品、使用量、貯存量、製程等，並分類以便管理。

四、編寫「危害物質清單」與「安全資料表」

危害物質清單，主要用以記錄危害物質之使用與貯存情況，以利管理者隨時掌控。

安全資料表記錄物質的理化特性與對人體的危害等，就像人的身分證，從其中我們可以很快地找到我們要的資料。

以下為「危害物質清單」（表 7-1）與「安全資料表」（表 7-2）。

🏃 表 7-1　危害物質清單

危害物質清單

化學名稱：
同義名稱：
物品名稱：
物質安全資料表索引碼：
製造商或供應商： 地址： 電話：

使用資料：			
地　　　點	使用頻次	數　　量	使　用　者
───────	─────	─────	─────
───────	─────	─────	─────
───────	─────	─────	─────

貯存資料：	
地　　　點	數　　量
───────	─────
───────	─────
───────	─────

製單日期：

🏃 表 7-2　安全資料表

安全資料表參考格式

一、物品與廠商資料

物品名稱：
物品編號：
製造商或供應商名稱、地址及電話：
緊急聯絡電話／傳真電話：

二、成分辨識資料

純物質：

中英文名稱：
同義名稱：
化學文摘社登記號碼(CAS No.)：
危害物質成分（成分百分比）：

混合物：

化學物質：		
危害物質成分之中英文名稱	濃度或濃度範圍（成分百分比）	危害物質分類及圖式

三、危害辨識資料

最重要危害效應	健康危害效應：
	環境影響：
	物理性及化學性危害：
	特殊危害：
主要症狀：	
物品危害分類：	

표 表 7-2 安全資料表（續）

四、急救措施

不同暴露途徑之急救方法：
・吸入：
・皮膚接觸：
・眼睛接觸：
・食入：
最重要症狀及危害效應：
對急救人員之防護：
對醫師之提示：

五、滅火措施

適用滅火劑：
滅火時可能遭遇之特殊危害：
特殊滅火程序：
消防人員之特殊防護設備：

六、洩漏處理方法

個人應注意事項：
環境注意事項：
清理方法：

⟫ 表 7-2　安全資料表（續）

七、安全處置與儲存方法

處置：
儲存：

八、暴露預防措施

工程控制：
控制參數：
・8 小時日時量平均容許濃度／短時間時量平均容許濃度／最高容許濃度： ・生物指標：
個人防護設備：
・呼吸防護： ・手部防護： ・眼睛防護： ・皮膚及身體防護：
衛生措施：

九、物理及化學性質

物質狀態：	形狀：
顏色：	氣味：
PH 值：	沸點／沸點範圍：
分解溫度：	閃火點：　　　　°F　　　°C 測試方法：　　開杯　　閉杯
自燃溫度：	爆炸界限：
蒸氣壓：	蒸氣密度：
密度：	溶解度：

✖️ 表 7-2　安全資料表（續）

十、安定性及反應性

安定性：
特殊狀況下可能之危害反應：
應避免之狀況：
應避免之物質：
危害分解物：

十一、毒性資料

急毒性：
局部效應：
致敏感性：
慢毒性或長期毒性：
特殊效應：

十二、生態資料

可能之環境影響／環境流布：

十三、廢棄處置方法

廢棄處置方法：

表 7-2　安全資料表（續）

十四、運送資料

國際運送規定：
聯合國編號：
國內運送規定：
特殊運送方法及注意事項：

十五、法規資料

適用法規：

十六、其他資料

參考文獻		
製表單位	名稱： 地址／電話：	
製表人	職稱：	姓名（簽章）：
製表日期		

五、危害物質的標示

　　危害物質的標示，為保護勞工與防止事故發生之一重要措施，近年許多企業引進大量外籍勞工，為保障外籍勞工的權益，標示事項必要時輔以外文，其標示之內容與方法，詳見第十五章「職業安全衛生標示與顏色」。

六、自動偵測警告系統與緊急任務編組

為防止危害物質洩漏或因環境不良造成危害，應有自動偵測系統與警報裝置，以利員工逃生與及時作緊急處理。

緊急任務編組為一旦發生緊急情況，工作人員能馬上化為緊急處理的任務編組，以利第一時間將緊急狀況化解，以防釀成不可收拾之災害。

七、實施職業安全衛生教育訓練

從有害物質相關的法令到危害通識計畫書之編寫，至緊急任務編組等種種措施，都必須透過教育訓練來實踐，才能將計畫落實。

教育時尤應特別強調危害物質對人體的傷害與防護措施、各標示的意義及安全資料表之意義與取得。

從官方的職災統計報告，新進員工與臨時工所發生的職災占了很大比例，但根據近年職業安全衛生研究所調查，100 人以上工廠使用化學物質的情形，其中有 29.55%的勞工未接受有害物質作業教育訓練，有高達32.18%的人員不知安全資料表存放位置。

教育訓練的對象，有些人易被疏忽，須特別留意以下幾類人員，才能防止職災發生：

1. 新進員工。

2. 員工更換新作業區。

3. 臨時工。

4. 承包商。

7.4　危害物質之管理

　　危害物質的管理，可分為工程管理、行政管理、防護具的使用、健康管理四方面，以下提供幾項管理原則，供管理者參考：

一、工程管理

　　工程管理是防範危害的第一個方法，讓危害物質不與工作人員有接觸的機會，其方法有：

1. **密閉**：將有危害物質散布之製程密閉，以防其洩漏。

2. **濕式作業**：利用加入液體之製程，以防止粉塵之飛揚。

3. **自動化控制**：避免員工與有害物質接觸。

4. **通風設計**：利用通風設備以降低工作環境有害物質的濃度，包含局部排氣與整體換氣。

5. 對於各通風設施要實施自動檢查，發現異常應立即採取措施。

6. 對於可能有危害物質洩漏之場所，設立自動偵測警報系統。

二、行政管理

1. 工作場所使用之危害物質，一定要有「危害物質清單」與「危害安全資料表」。

2. 童工、女工不得從事危險性或有害性之工作。

3. 僱用臨時工，於工作前必須先對其施以教育訓練，使其瞭解所接觸物質的危害與危害的防範措施。

4. 危害物質作業場所應有適當之標示。

5. 教育勞工預防中毒之注意事項。

6. 有害物質之事業廢棄物，不可任意傾倒，須依環保署之有害事業廢棄物清理法辦理。

7. 有危害物質散布之場所，定期實施作業環境監測。

8. 一旦發生危害物質洩漏，可能導致立即危險，應立即停止作業，令員工退至安全處所。

三、防護具之選用

在工程控制與行政管理亦無法消弭危害，就必須選用適當的防護具，以保護工作者之健康。

四、健康管理

1. 選工、配工時，應依據員工之體格檢查，作最適當之處置。

2. 定期實施健康檢查與特殊項目健康檢查，一旦發現異常，立即予以診治，並調任其他工作或縮短工時。

3. 發放適宜且足量之防護具。

7.5　結　語

為防止職業災害，危害通識制度的落實與良好的管理制度皆不可或缺，唯有使工作者能瞭解存在於工廠之危害物質的嚴重性，才會自動自發地積極維護自己的健康。

學校實驗室已經納入職業安全衛生法的適用範圍，因為實驗室的許多化學物品屬於危害物質，必須妥善管理處置，否則對學生危害甚劇，而且從學生做起，將來就業時更能有效防止災害之發生。

☑ 《本章重點摘要》

1. 危險物包括：爆炸性物、著火性物、氧化性物、易燃性氣體、可燃性氣體、爆炸性物品。

2. 有害物包括：有機溶劑、特定化學物質等。

3. 危害通識制度之推行步驟：

   (1) 熟悉相關法令。

   (2) 編寫「危害通識計畫書」。

   (3) 收集危害資訊。

   (4) 編寫「危害物質清單」與「安全資料表」。

   (5) 危害物之標示。

   (6) 自動偵測系統與警告裝置。

   (7) 教育訓練。

4. 危害物質之管理：

   (1) 行政管理。

   (2) 工程管理。

   (3) 防護具之選用。

   (4) 健康管理。

☑ 《習題》   EXERCISE

一、是非題

（　）1. 危害物質包括危險物與有害物。

（　）2. 爆炸性物屬於有害物的一種。

（　）3. 危害通識的意義就是人人都知道它的危害。

（　）4. 安全資料表就如危害物質之「身分證」，於危害管理上不可或缺。

（　）5. 安全資料表應置於隱密處，以免使人人隨時可取得。

（　）6. 臨時工之教育訓練常被疏忽。

（　）7. 新進員工並不急著馬上作危害教育，待累積一定人數再一起實施。

（　）8. 童工、女工從事的工作性質、所接觸的物質皆有限制。

（　）9. 有害物質散布之場所、應定期實施環境監測。

（　）10.學校實驗室不是職業安全衛生法的適用範圍。

二、選擇題

（　）1. 安全資料表應包含　(1)製造商之緊急聯絡電話　(2)最高容許濃度
(3)反應特性　(4)以上皆是。

（　）2. 下列何者屬於危險物？　(1)四烷基鉛　(2)多氯聯苯　(3)乙炔　(4)
以上皆是。

（　）3. 下列何者屬於有害物？　(1)乙炔　(2)氫氣　(3)四烷基鉛　(4)以上
皆是。

（　）4. 下列何者是有害物質管理所必備？　(1)安全資料表　(2)危害物質清
單　(3)安全衛生教育訓練　(4)以上皆是。

三、問答題

1. 何謂危險物與有害物？

2. 危害通識制度之推行步驟為何？

3. 如何管理危害物質？

08 噪音控制

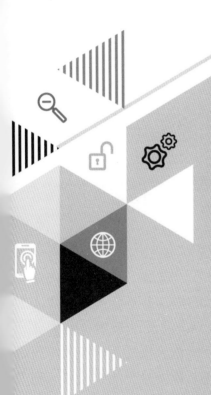

- 瞭解噪音的定義與物理學基礎
- 認識噪音對人體健康之影響
- 熟悉噪音的測定與評估方法
- 認識噪音的工程控制方法
- 瞭解聽力保護計畫與聽力防護具

案例分析

　　阿明在一間生產螺絲、螺帽的工廠上班，生產線上，各式機械的馬達聲、金屬材料的切割聲，此起彼落，隆隆不絕。機器運轉時，甚至連要和隔壁的同事交談都有困難。

　　最近，阿明下班後常覺得有耳鳴現象，在接聽電話時，也常常聽不清楚對方在說些什麼？阿明心想，是不是因自己工作的環境太吵，才導致這些問題。

　　現在各位可以思考一下，阿明的問題到底出在哪裡？

　　噪音是相對於樂音而言，凡是會令人心生厭煩的聲音，都可以說是噪音。在生產線上或是各項進行中的工程建設，都無可避免的會造成噪音，如何利用工程改善的技術將這些噪音值降到最低，以及如何保護在這些工作場所中的作業人員，是本章要探討的重點。

8.1　噪音的定義與物理學基礎

一、噪音的定義

　　噪音以主觀的定義而言是指「不想要的聲音」或是「令人厭煩的聲音」。因此舉凡各種交通工具的吵雜聲、野臺戲的擴音器音響，對許多人而言，均是噪音；熱情有勁的搖滾樂雖受年輕朋友喜愛，但對某些人而言，也可能是噪音。按此定義，噪音的評定，受主觀因素的影響很大，若要據此管理，易造成困擾。因此噪音需要一種更客觀及量化的定義，以利噪音的管制。

　　為了能客觀的執行噪音的管制與評估，噪音的另一定義為：超過法令管制標準的聲音即是噪音。目前，國內管制噪音的法規有兩大體系，其一是屬環境保護法規體系中的《噪音管制法》暨其施行細則；另一則是著眼

於保護勞工健康的《職業安全衛生法》暨其施行細則與相關法令。生活環境或是工作場所中的聲音大小，若超過法規中訂定的標準值，則須依法取締或改善，以免妨礙居家安寧，損害人們健康。

二、噪音的物理學基礎

噪音也是聲音的一種，故可從瞭解聲音的一些基本物理特性，來認識噪音。

描繪聲音有三個指標：音色、音頻、音量。音色是代表聲音的特質，一般正常人的耳朵可以輕易的區別出動物叫聲與機械聲音的差別，主要是音色的不同；音頻是聲音的頻率分布情形，同樣屬機械噪音，有的機械發出較低沉的聲響，如引擎的轟隆聲，有的則是高頻率的聲響，如鑽孔機的高轉速聲響；音量就是聲音的大小，音量越大，對周遭環境及人的影響也越大。

三、聲音的波動特性及其表示法

(一) 聲音的定義與音速

聲音係物體振動而造成壓力波動，透過介質向四處傳送。聲音在空氣中傳遞的速度是絕對溫度 T(K)的函數。若音速以 C 表示，則

$$C = 20.05\sqrt{T} \text{ m/s} \qquad \text{m：公尺，s：每秒}$$

(二) 聲音的壓力與大小

聲波在傳遞介質中傳送時，會造成介質的壓力變化，此種由音波造成的壓力變化稱為音壓(Sound Pressure)，以巴斯卡(Pascal)為單位，記為 Pa。1Pa 相當於每平方公尺上承受 1 牛頓的作用力，即 $1\text{Pa}=1\text{N/m}^2$。正常人耳能察覺音波的壓力範圍是 20μPa~100Pa，依此，我們將人耳所能察覺的最小音壓 20μPa 稱為基準音壓，作為衡量其他聲音大小的比較標準。

因人耳所能察覺的音壓變化範圍過大，因此若音壓級（Sound Pressure Level，記為 Lp）表示時，通常將其做對數(log)轉換如下：

$$音壓級(\text{Sound Pressure Level}), \quad Lp = 20\log\left(\frac{P}{P_0}\right)$$

P：音壓，單位 Pa

P_0：參考音壓 $= 20\mu\text{Pa}$

$1\text{Pa} = 10^6\mu\text{Pa}$

經過此轉換後，音量大小的單位，記為分貝(dB)。$P_0 = 20\mu\text{Pa}$，就等於 0dB。音壓 $20\mu\text{Pa}$ 也相當於音強度 $1 \times 10^{-12}(\text{W}/\text{m}^2)$。

(三) 聲音的能量與強度

聲音也是種能量，據此，衡量單位時間內音源所輸出的能量，稱為音功率(Sound Power)，單位是瓦特，記為 W。表示音功率大小的指標稱為音功率級(Sound Power Level)，以 L_ω 表示。

$$L_\omega = 10\log\frac{W}{W_0}$$

W：聲音功率

W_0：基準音功率，$10^{-12}W$

L_ω單位：分貝

此外，音強度(Sound Intensity)表示在單位時間內，單位面積所通過聲音的能量平均，單位為 W/m^2（W：瓦特；m^2：每平方公尺）。表示音強度大小的指標，稱為音強度級(Sound Intensity Level)，以 L_1 表示：

$$L_I = 10 \log \frac{I}{I_0}$$

I_0：基準音強，$10^{-12} \ \mathrm{W/m^2}$

I：聲音強度

L_I 單位：分貝

(四) 聲音的頻率特性

聲音的頻率以每秒的週波數(cycle/s)表示，單位是赫茲(Hz)。聲音的頻率越高，每秒的週波數就越多；聲音的頻率越低，每秒的週波數也就越少。正常人耳可察覺的聲音頻率範圍界於 20Hz~20KHz (1KHz=1000Hz)。

有些動物，如狗、蝙蝠等，可聽到人耳所不能聽到的超高頻聲音，因此人耳所不能察覺的聲音，並不代表它不存在。

為了方便聲音的測量，遂將 20Hz~20KHz 再區分為幾個頻帶，某一頻帶的上限頻率 (f_2) 與下限頻率 (f_1) 之間的寬度，稱為頻帶寬度，上限頻率與下限頻率之間有一中心頻率 (f_0)，它們之間的關係式如下：

$$f_0 = \sqrt{f_1 \times f_2}$$

若上限頻率為下限頻率的兩倍，即

$$f_2 = 2 f_1$$

則具此種特性之頻帶為八音幅頻帶。八音幅頻帶中各中央頻率與其上、下限頻率之關係參見表 8-1。

表 8-1　音幅頻帶的各中央頻率與其上、下限頻率

下限頻率 (f_1) (Hz)	中央頻率(Hz)	上限頻率 (f_2) (Hz)
11	16	22
22	31.5	44
44	63	88
88	125	177
177	250	355
355	500	710
710	1000	1420
1420	2000	2840
2840	4000	5680
5680	8000	11360
11360	16000	22720

(五) 音壓位準值(Sound Pressure Level)的加減與平均

因音壓位準值係音壓值經對數轉換而來，因此有關音壓位準值的加、減與平均的運算，均依 log 的運算原則進行。

1. 音壓位準的相加：

若有 n 個噪音，其音壓位準值依次為 L_1、$L_2 \cdots L_n$，此 n 個噪音的總和寫成 LPT，則 LPT 的運算如下：

$$LPT = 10 \log \left[\sum_{i=1}^{n} 10^{L_i/10} \right]$$

2. 音壓位準的相減：

在測量工作場所噪音時，須扣除背景噪音對測值的影響，才能求得真正欲測的噪音值。若 LP_1 為工作場所中噪音音壓位準總和值（含背景

噪音,單位是 dB);LP_2 為工作場所的背景噪音音壓位準(單位是 dB),求純粹由該工作場所造成的噪音音壓位準值 LP_3,則 LP_3 的運算如下:

$$LP_3 = 10 \log(10^{LP_1/10} - 10^{LP_2/10})$$

3. 音壓位準的平均:

若有 n 個音壓位準值,依次是 L_1、L_2、$L_3 \cdots L_{n-1}$、L_n,則此 n 個音壓位準值的平均值運算式為:

$$L_{\text{P-average}} = 10 \log(10^{LP_1/10} + 10^{LP_2/10} + \cdots + 10^{LP_n/10}) - 10 \log n$$

此種運算可作為求取一段測量時間後,此時段內的所有測量值之平均。

8.2 噪音對人體之影響

噪音對人體健康的危害可歸納為:噪音造成聽覺能力的降低,甚至變成永久性耳聾,噪音引起情緒緊張、易怒、煩躁等心理效應,噪音造成心跳加速、血壓上升、睡眠週期的改變等生理效應。現分述如下:

一、噪音對聽覺的影響

聲波由外耳、中耳、內耳傳至基底膜的聽覺感受器,將聲波造成的神經衝動,再傳至大腦的聽覺區,造成聲音的知覺。若長期暴露在高噪音的環境下,會造成內耳的損傷與嚴重的職業性聽力損失(俗稱耳聾)。由噪音引起的聽力損失分成兩大類,其一是暫時性的聽力損失(Temporary Threshold Shift, T.T.S),此種聽力損失常發生在離開高噪音環境後,出現暫

時性聽覺能力降低的現象，此種現象會因休息而慢慢恢復正常的聽覺。另一是永久性的聽力損失(Permanent Threshold Shift, P.T.S.)，此種聽力損失，不會因休息而恢復。因其聽覺細胞已退化甚至嚴重受損，故往往造成永久性的失聰。

二、噪音對心理的影響

暴露在噪音的環境下，易造成注意力不易集中、分心等作用。有些研究指出，噪音會干擾思考作業的進行。且因噪音反覆的刺激，也容易激怒暴露者，造成人們煩躁、情緒不穩定等現象。所幸這些不良效應，在暴露者離開高噪音環境後，均會慢慢地消失。

三、噪音的其他影響

噪音除造成對聽覺的不良效應外，也曾有研究指出噪音會刺激腎上腺素的分泌，造成血壓上升、心跳加速、胃液分泌失常等生理效應。在動物實驗中，曾發現暴露在高噪音環境下的母鼠生殖能力降低、攻擊行為增加及解剖後發現胃黏膜出血等症狀，可見噪音實為潛在的隱形殺手。

8.3　噪音的測定與評估

一、噪音的測定

噪音測定的種類極多，包括：評估勞工作業環境是否符合法規要求的噪音測定、評估作業環境控制工程改善前後差別的測定、交通工具噪音大小的測定、生活環境中噪音值的測定等。不管是哪一種形式的測定，在測量進行時，至少須考慮下列步驟：

1. 測定的目的為何？思考噪音測定的目的，僅是單純地想知道機械發出的音壓位準值為多少？抑或是要評估勞工接受噪音暴露的累積劑量？因測定目的不同，噪音測定時要選配的儀器也有所不同。

2. **測定地點在何處？** 決定測定目的之後，其次要決定在何處進行測定，也就是測定點的選擇。為能正確地決定測點，在測定進行前，最好先現場訪察，以瞭解欲測環境的背景資料，如作業人數、作業型態、噪音源的位置等相關情形。

3. **測定的環境條件為何？** 測定現場是否為高溫、高濕環境，測定儀器若須 24 小時監測，是否有安全的擺放位置？現場是否具高馬力的馬達或電磁場，干擾噪音計的測量？又欲測環境是否有燃燒爆炸之可能？在瞭解這些環境條件後，才可確保測定正常、安全的進行及數據的正確性。

4. **測定結果的記錄：** 依據測定目的，測定結果的準確度要求為何？所得資料若要作進一步的處理分析，則測定時最好選配具有記憶裝置的噪音計，以利資料的儲存。不然至少要連接印表機，列印測定所得結果。

5. **測定儀器的搬運及電力供應：** 噪音儀器易受振動而損壞，因此測定前，須考慮如何將測定儀器安全地攜至測定地點。測定後，儀器也須收拾好，卸下電池，置入防震盒中保存。此外，測定前，須確定電池的電力是否足夠，若測定時間長，則須準備備用電池。

二、噪音測定儀器的種類及選配

噪音測定儀器品牌眾多，依其功能至少可分成：

1. **音壓位準器(Sound Pressure Level Meter)：** 此種音壓位準計，可測得環境中的音壓位準(Sound Pressure Level)，作為環境中基本的噪音資料。一般測定時，選定 A-特性位置，則所測得值即為多少 dB(A)，例如某一工作場所，其噪音值經測定可記為 90dB(A)，即是如此。

2. **積分噪音計(Integrating Sound Level Meter)：** 此種噪音計可測得聲音的均能音壓位準值，即 Leq 值。均能音壓位準也稱均能音量，是聲音在某一時段內的能量平均值。若噪音的變動性大，則測量時宜採用積分噪音計，或是具有 Leq 功能鍵的噪音計。

3. **頻率分析器(Octave Band Filter)**：若測量的目的不僅想知道噪音的音量大小，也想知道聲音的頻率組成，則在測定時須將音壓位準器組裝接上頻率分析器，如此所測得的資料，將可顯示聲音在各頻帶的音壓位準值。常用者有八音幅頻帶與 1/3 八音幅頻帶頻率分析器。

4. **噪音劑量計(Dose-Meter)**：若測定的目的是評估勞工在作業期間內接受到多少噪音劑量的暴露，則最好選擇劑量計來測定。簡易型的劑量計只要設定好參數，經測定後即可得知勞工暴露的劑量值，甚為方便。也有些劑量計附有測量音壓位準(S.P.L.)、均能音壓位準(Leq)、時量平均音壓級(T.W.A.)等多項功能，在使用上十分便利。

此外，依國際電氣委員會(I.E.C.)的標準，可將噪音計區分為 Type I：精密等級（誤差為 ±1.5dB）；Type II：普通等級（誤差為 ±3dB）。在選用儀器時，須注意其等級，以得知測值的誤差範圍。

三、噪音測值的評估

1. **環境監測**：將測值與現行法規中所規定的噪音限值作比較，以決定是否符合相關規定。例如噪音管制法中，對噪音實施分區、分時段管制，因此，據測量時的基本資料，即可判定噪音值是否過高。

2. **勞工暴露劑量的判定**：參照職業安全衛生設施規則中規定，工作場所噪音值在 90 分貝以上，雇主應採取工程控制。對於勞工 8 小時日時量平均音壓級超過 85 分貝，或劑量超過 50%時，即需配戴聽力防護具。對於工作場所中噪音值大於 80 分貝以上者（80 分貝為起算值），在計算暴露劑量時，即須併入。若勞工劑量大於 100%，則判定此工作場所不合格。雇主須依法改善該工作場所噪音，不然會受罰。

8.4　噪音的工程控制

　　噪音的控制，涉及音響學、材料學及各種相關的機械學原理，這裡僅提供幾項控制原則供參考，分述如下：

一、音源控制

　　最直接控制噪音的方法就是降低噪音源，但效果如何，須視現場的條件而定。

　　以下是幾個常用的法則：

1. **降低衝擊力或落差**：例如織布機改採無梭式，則可消除木梭的衝擊聲。為降低成品或半成品在生產線高度的落差，可採用輸送帶，以減少物體落下的衝擊聲。

2. **降低摩擦係數**：適時適度的保養機械，加潤滑油或更換材料，可降低噪音。

3. **消除不必要的振動或共振**：以鋼筋混凝土固定易產生振動的機械底座。對於鬆動的零件須鎖緊，損壞的部分也須盡早移除或維修，以消除不必要的振動，對於會造成共振的聯結體，須利用具彈性的鋼筋如彈簧等減振。例如汽車的減振彈簧，可減少因路面顛簸而造成的噪音。對於會造成強大振動的噪音源，往往需要使用具彈性的減震材料（如彈簧）與鋼性材料（如鋼筋混凝土）兩者交互使用，方能收效。

二、阻斷聲音的傳播途徑

1. **控制室與生產現場隔離**：在遙控室控制生產現場，控制室能以強化的建築阻絕噪音侵入。

2. **設置隔音屏障**：針對作業性質及聲音傳輸的特性，設置防音牆阻絕聲音的傳播。防音牆越厚、越重，防音效果也越佳。若是屬臨時性作業，則可採用活動性較佳的隔音屏障，也可阻絕一部分噪音。

3. **使用吸音材料**：在噪音源所在空間的牆壁上，可設置各式多孔的吸音板，以防止聲波反射。此外，堅硬的地板也會增加聲音反射而提高噪音值。因此若要提高吸音效果，地板也須考慮增加鋪設吸音材料。

4. **設置消音器**：在汽機車的引擎、排氣管，加裝消音器，降低擾流噪音。

三、保護噪音的接受者

在嘗試其他噪音控制的方法，均無法有效降低噪音分貝值時，最後可考慮採用的方法，是讓暴露在噪音環境下的工作者配戴耳罩或耳塞。有效的使用聽力防護具，可保護勞工免於聽力受損。尤其是對室外的工作者，配戴聽力防護具簡便可行，但仍有許多人嫌麻煩而不願配戴，這也是有待勞工個人及衛生管理者克服的難題。

8.5　聽力保護計畫與聽力防護具

一、聽力保護計畫

依職業安全衛生相關法規規定，勞工工作場所噪音超過 85 分貝(A)，即屬高噪音工作環境，雇主必須實施聽力保護計畫，以保護勞工。其實施步驟簡述如下：

(一) 作業環境的管理

1. 調查作業環境中的噪音源分布，並記錄其音壓位準值與頻率特性。

2. 針對音源音量過大者，進行工程改善控制。

3. 評估工程改善的實效，作為環境管理的參考。

(二) 作業者的健康管理

1. 利用劑量計建立勞工實際的噪音暴露劑量。

2. 對在高噪音環境下的工作者，實施聽力檢查，建立聽力圖。

3. 對於聽力已受損者，須調換工作或降低在噪音區暴露的時間。

4. 建立個人聽力防護具的使用計畫，並督導確實執行。

(三) 行政管理

1. 調查勞工暴露於各主要噪音源的時間表，並利用排班、輪調，降低勞工實際的暴露量。

2. 若某人的噪音暴露劑量大於 100%，可利用多人，將其工作分散均攤，以降低其實際暴露量。

3. 加強勞工衛生教育及宣導，以提高正確使用聽力防護具的比率。

二、聽力保護用具

1. 覆耳式的耳罩效果較佳，但在夏天較不舒適。

2. 可拋棄式耳塞配戴較簡易且實用方便，但阻絕噪音的效果不若耳覆式佳。

8.6　結　語

　　噪音的傷害是漸進性的，常令人忽略其嚴重性，又因噪音的暴露不像其他化學物質具惡臭等明顯特性，更易讓一般作業人員習以為常，但卻深受其害而不自知。因此必須提高作業人員及雇主對噪音危害的認識，進而控制噪音、保護作業人員，如此方不致因職業性失聰、耳聾等職業病的發生，而造成雇主及勞工不可彌補的損失。

✅《本章重點摘要》 SUMMARY

1. 噪音就是人們不想要的聲音。以現行的法規而言，只要是超過管制標準的聲音即是噪音。

2. 衡量聲音的單位是分貝，分貝數越高代表音量越大。在同樣的音量下，頻率較高者，人耳聽起來，音量也會主觀地感覺較大聲些。

3. 測量聲音的三種方式是：

   (1) 測量音波的壓力位準，即音壓級(Sound Pressure Level)。

   (2) 測量聲音的功率大小，即音功率級(Sound Power Level)。

   (3) 測量聲音的強度大小，即音強度級(Sound Intensity Level)。

4. 噪音對人體健康的影響有：

   (1) 噪音造成聽覺能力的降低。

   (2) 噪音引起情緒緊張、易怒、煩躁等心理效應。

   (3) 噪音造成心跳加速、血壓上升、睡眠週期的改變等生理效應。

5. 測量噪音可用音壓位準器(Sound Pressure Level Meter)選定 A-weighting，即可測得 dB(A)值，使用噪音劑量計則可評估勞工暴露的累積劑量。

6. 噪音的控制可從：(1)音源的控制、(2)阻斷聲音的傳播、(3)保護接受者三方面著手，以降低勞工作業時噪音暴露的劑量與危害。

☑ 《習題》

一、是非題

( ) 1. 若從主觀上的評定而言，凡不想要或會令人厭煩的聲音即是噪音。

( ) 2. 若從法規上的觀點而言，凡超過管制標準的聲音即是噪音。

( ) 3. 噪音只要習慣就好，並不會對身體造成多大傷害。

( ) 4. 噪音只會影響聽覺，對身體其他功能不會影響。

( ) 5. 聲音係物體振動而造成壓力波動，透過介質向四處傳播。

( ) 6. 正常人耳所能察覺音波的範圍是 20µPa~100Pa。

( ) 7. 表示音量大小的單位是 dB（分貝），它是音壓的絕對值。

( ) 8. 聲音的頻率單位是以每秒的週波數(cycle/s)表示。

( ) 9. 音強度(Sound Intensity)為單位時間內，單位面積所通過聲音的能量平均。

( ) 10. 聲音的頻率越高，則每秒的週波數也就越少。

( ) 11. 描繪聲音的三個指標是：音色、音頻與音量。

( ) 12. 人耳可覺察出動物叫聲與機械聲的不同，主要是聲音的頻率特性。

( ) 13. 由音波造成的聲力變化稱為音壓，單位是巴斯卡(Pascal)。

( ) 14. 在八音幅頻帶中，上限頻率是下限頻率的兩倍。

( ) 15. 噪音只會造成暫時性失聰，不會有永久的失聰效應。

二、選擇題

( ) 1. 作業場所中有兩臺機器，各個測定時均為 80 分貝，若兩臺機器同時開動，則噪音值為 (1)81 (2)160 (3)83 (4)90 分貝。

( ) 2. 下列何者是噪音引起的不良健康效應？ (1)血壓升高 (2)心跳加速 (3)聽力受損 (4)以上皆是。

（　　）3. 噪音測定時，若要評估噪音對人體的影響，則噪音計的權衡電網最好選在 (1)A-特性 (2)B-特性 (3)C-特性 (4)D-特性。

（　　）4. 若要評估勞工暴露在噪音環境下的累積劑量，最好選用 (1)音壓位準器 (2)均能音壓計 (3)噪音劑量計 (4)以上皆可。

（　　）5. 噪音測定儀器，若選用 TypeⅠ標準，則其誤差值 (1)±1.5 (2)±2.5 (3)±3.5 (4)±4.5。

（　　）6. 下列何者屬噪音的工程控制？ (1)降低衝擊力 (2)降低摩擦力 (3)消除不必要共振 (4)以上皆是。

（　　）7. 下列敘述何者錯誤？ (1)堅硬的地板或牆壁，會增加聲音的反射 (2)吸音材料一般是多孔狀 (3)設置消音器可消除引擎排氣的聲音 (4)隔音材料越厚、越重，效果越差。

（　　）8. 在 1/1 八音幅頻帶特性中，上限頻率 (f_2) 與下限頻率 (f_1) 的關係是 (1) $f_2 = 2f_1$ (2) $f_2 = 1/2f_1$ (3) $f-2 = 3f-1$ (4) $4f_2 = f_1$。

三、問答題

1. 試述聽力保護計畫的基本措施。

2. 試說明噪音防制的基本步驟。

09 輻射防護

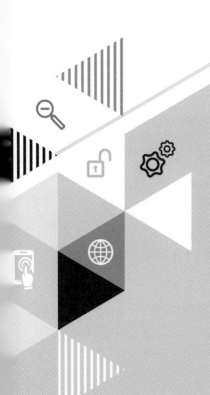

- 分辨游離輻射與非游離輻射的區別
- 瞭解輻射之職業暴露來源
- 認識輻射對人體的危害
- 瞭解輻射危害的預防方法

案例分析

在第二次世界大戰時，美國在日本投下二顆原子彈，根據研究顯示，其輻射造成的健康危害，至今猶存。

西元 1979 年美國發生三哩島核能意外，西元 1986 年蘇俄車諾比核電廠爆炸，其游離性輻射塵隨風飄至世界其他國家，引起世界恐慌。

美國有位婦人控告某手機公司，要求該公司對其先生的死亡賠償，因為她先生整天手機不離手，所以得了腦瘤。該事件雖以證據不足而求償未果，但卻引起世人對微波（屬於輻射的一種）之於人體健康影響的注意。

而在國內，過去中鋼出售作為水泥原料之一的灰渣含有放射性物質（銫），便曾引起高度關注。

2011 年 3 月 11 日日本發生地震，引起強烈的海嘯，福島核電廠受到破壞，致使高強度輻射物質外洩，幾萬人遷離避難。根據專家推斷，外洩的大量輻射物，將導致 12 萬人罹癌。

2015 年 10 月日本官方證實，一名 41 歲男子曾在福島核電廠工作的工人因輻射線的影響罹患血癌，該工人曾於 2012 年 10 月至 2013 年 12 月受僱於在受損的福島核電站 3 號及 4 號反應爐負責建築及焊接工作，其間一直穿著輻射防護衣。去年初身體不適求醫，結果證實罹患白血病。

輻射對人體的傷害嚴重到何種程度？為何令人聞之色變？本章將就其性質、人體健康危害、職業暴露來源與輻射危害預防方法一一介紹，俾使讀者於工作、生活中能作適當防護。

9.1　認識輻射

　　輻射(Radiation)是一種具有能量的波或粒子，具有不同種類與大小的能量。「輻射」就字面的動詞意義是指向四面八方放射出去的意思，但就名詞而言已經是慣用的專有名詞。一般而言，具有能量可以四面八方放射特性的電磁波（如無線電波、微波、可見光、X 射線、加馬射線等）、超音波和放射性物質發射出來的微小粒子（如 α 粒子、β 粒子、中子等）都稱之為輻射。

　　輻射以能量的大小可分為兩大類：游離輻射與非游離輻射。以下將分別介紹。

一、游離輻射

　　其定義為輻射能量大到能夠讓被照射物質其中的電子產生游離，意即能讓原子產生離子化(ionization)的輻射，即稱為游離輻射。一般而言，電磁波或是粒子所帶能量超過 10 電子伏特(electon volts, eV)就稱為游離輻射，其種類有 α 粒子、β 粒子、γ 射線、X 射線及中子等。常見的輻射單位如下：

1. **雷得(Rad)**：為輻射吸收劑量單位。每克生物體組織接受到 100 戈雷(Gy)輻射能量，定義為一雷得(Rad)。

2. **侖目(Rem)**：輻射在穿透組織時，沿路放出能量，所產生之生物效應單位。一雷得(Rad)的γ射線或X射線所產生之生物效應，定義為一侖目(Rem)。

　　同種類的輻射，其輻射劑量(Rad)越高，產生的生物效應(Rem)越大。同劑量的輻射，但種類不同，則產生之生物效應亦不同。如1雷得X或γ的中子射線產生之生物效應約1侖目，但一雷得的α射線，則可產生約10~20侖目之生物效應。

3. **居禮(Ci)**：輻射物質量的單位。每秒發生 3.7×10^{10} 次蛻變的輻射性物質的量，定義為 1 居禮。

　　以上屬於舊單位，但因已沿用多年，故我們在報章雜誌所看到的輻射單位，亦常用舊單位。新單位與舊單位比較如下：

表 9-1　游離輻射新舊單位之比較

	新單位	舊單位	換算
吸收劑量	戈雷(Gy)	雷得(Rad)	1Gy=100Rads
生物效應	西弗(Sv)	侖目(Rem)	4Sv=100Rems
輻射量(radioactivity)	貝克(Bq)	居禮(Ci)	1Bq=2.7×10⁻¹¹Ci 或 Ci=3.7×10¹⁰Bq

*Bq：表示每秒蛻變的次數。

　　游離輻射的衰變時間，一般以半衰期來表示。半衰期(Half-Life)的定義為放射性物質核衰變一半量所需之時間。放射性物質的危害大，其半衰期長亦是一重要因素，如鈽 239 其半衰期高達 2 萬 4,000 年。

　　一般而言，等量的 α、β、γ、X 射線，對生物體造成的危害並不同，以 α 為最大，β 次之，X 最小；但 α 很容易被物質阻絕，幾公分的空氣即可阻斷 α 的傳遞，相較之下，β、γ 的穿透力比 α 強得多。

二、非游離輻射

　　其定義為輻射能量不足以讓被照射物質其中的電子產生游離之輻射稱之，意即無法讓原子產生離子化(ionization)的輻射，即稱為非游離輻射。其種類包括紫外線、可見光（紅、橙、黃、綠、藍、靛、紫）、雷射、紅外線、射頻、微波等皆屬之。

　　不同種類之游離輻射，其波長如下：

表 9-2　輻射種類及其波長分布

種類	波長
游離輻射	小於 10nm
非游離輻射	
1. 紫外線	180~390nm
2. 可見光	400~700nm
3. 紅外線	0.7μm~1mm
4. 射頻和微波	1mm~30Km

(1nm=10^{-9}m, 1μm=10^{-6}m, 1mm=10^{-3}m)

輻射線屬於電磁波，電磁波的能量公式如下：

$$E = h\nu$$

E ：輻射能量

h ：普朗克常數 6.625×10^{-34} 焦耳

ν ：輻射頻率（1／秒）

由以上公式可以看出，輻射能量與其頻率成正比，意即輻射能量與其波長成反比，波長越短、輻射能量越高。故知游離輻射能量最高，紫外線次之，可見光再其次。

9.2　輻射的暴露來源

輻射的暴露來源分為自然背景來源與職業暴露來源，本章將以職業暴露來源為重點。

一、自然背景來源

我們在日常生活中，幾乎天天可接觸到來自自然界的輻射，如：

(一) 游離輻射

來自太陽的宇宙射線、自然界存在的放射性物質（鈾、釷、鈽等）、人體中存在的放射性同位素（鉀 40、碳 14 等）等。天然礦石中常含有一些放射性物質，花崗岩中則常含氡氣。這對我們偶爾暴露並不構成威脅，但對經年累月在其間工作的人，則是不可忽視的職業輻射暴露危害。

(二) 非游離輻射

其自然來源主要來自太陽光之紫外線、可見光與紅外線。夏天時，當我們到海邊戲水，如果沒擦防曬油，則可能造成皮膚的紅痛、日後脫皮，嚴重者甚至會脫水或發燒。

二、職業暴露來源

職業暴露的輻射來源，可分為兩方面來討論：

(一) 游離輻射的職業暴露

1. **醫學用的輻射**：X 光機為最普遍的診斷機器之一，還有癌症病人的放射線照射等，這些操作機器的人員皆會在作業時難免有輻射之暴露。

2. **工商業用途**：可用於檢查工業產品之鑄造、結構、焊接是否有缺陷，近年甚至用於一些名貴蘭花病蟲害之去除，因細菌、害蟲等對輻射的感受性大於植物，所以用輻射為名蘭治病，可將寄生其中之病菌殺死，而不傷及蘭株。這是輻射機器之新商業用途。

3. **娛樂用途**：電視的映像管有放出 X 光之虞，只是其劑量不高。

4. **核子武器**：核子武器乃當今世界和平的首要課題。核彈的試爆研發、核子潛艇中之核能原料，都可造成執勤軍人的暴露。

5. **核能發電**：目前世界合計約有 400 多座核電廠，這些核電廠的員工難免都會有所暴露，臺灣目前有 3 座，第四座核四廠自民國 88 年動工興建，幾經波折，103 年完工測試完成之後，因國內輿情反對啟用，希望臺灣未來走向無核家園，故於 104 年無限期封存，是否啟用留給下一代決定。

　　臺灣核電廠每年要定期維修清理，其中一部分工作都是外包給其他公司，而這些承攬清理工作的公司就招攬了一批臨時工。進入核電廠工作的所有員工都要配戴輻射計量偵測器，一旦暴露達某一限度，則必須離開，休息至無危害之虞，方可繼續在其中工作。

　　在過去的年代，這些臨時工就把劑量(Dose)限制稱為「吃豆子」，他們彼此常互相問，你已吃了幾顆豆子？令人悲哀的是，有些人為了多賺些錢，而想多吃「豆子」，常故意把輻射偵測配章遮蔽，全然不知輻射危害的嚴重性。當年這些臨時工因缺乏追蹤紀錄，健康危害程度也就不得而知了。

(二) 非游離輻射的職業暴露

1. 太陽光：許多須在室外工作的人員，會有來自陽光的紫外線、可見光、紅外線的暴露。

2. 焊接：焊接時會有紫外線、可見光、紅外線之暴露。

3. 燈具：不同種類的燈具，會有不同種類的輻射線。如水銀燈會有少量紫外線，鎢絲燈泡會產生可見光、紅外線等。

4. 雷射：雷射為單一波長之光束，可將極強的光束能量集中在一小點上，會產生高熱。雷射的用途極廣，可應用在工業、通訊、營造、醫學等。

5. 高溫物質的紅外線：溫度大於絕對零度的物質，即可放出紅外線。在工業上有很多的熱源，會產生大量的紅外線，如鍋爐、煉鋼、烤箱、玻璃熔煉等。

6. 電視、廣播、微波爐、無線電通訊、雷達、直流電力等產生之射頻與微波。

9.3   輻射對健康的危害

　　輻射對人體健康的危害，依其種類不同，產生之危害程度不同，且危害的部位亦不相同，以下將依游離輻射與非游離輻射二方面來討論：

一、游離輻射的健康危害

　　游離輻射對健康危害的特色之一，就是沒有暴露的安全閾值，也就是說，極小的劑量即可造成傷害，其傷害就是造成體內分子受破壞，原子產生離子化，輕者引起癌症、遺傳基因的突變，嚴重時會抑制細胞分裂，造成死亡。

　　以下分別依急性作用、慢性作用來討論：

1. **急性作用**：短時間內暴露高劑量的輻射，所產生之效應。

表 9-3　輻射暴露劑量與產生之生理作用對照表

暴露劑量	產生之生理作用
150 侖目以下	噁心、嘔吐
150~400 侖目	各類白血球減低
400~800 侖目	約有 50%的人會死亡
800 侖目以上	在 4~8 週內死亡

　　高劑量輻射暴露引起的死亡，其典型的四個階段是：

第一階段：經照射後，起初的幾小時內並無明顯影響。

第二階段：幾小時至 24 小時內，開始有噁心嘔吐現象，繼之厭食、
　　　　　腹瀉、口渴、疲倦。

第三階段：厭食、身體不適持續，約延續 3 週。

第四階段：不適、口咽發炎、潰瘍、血小板與白血球過少，很容易受感染而死亡。

2. **慢性作用**：長期慢性的輻射暴露，易引發各類癌症與遺傳基因突變，如 X 光技術剛應用到診療時，許多放射線學家罹患皮膚癌。以放射性元素塗夜光錶的女工易罹患骨肉瘤。2011 年日本福島核電廠因為海嘯導致的輻射外洩，當時進廠工作的工人於 2015 年就發生首例血癌的病例，該工人才 41 歲，且工作時有穿防護衣，仍無法完全阻隔游離輻射的危害。

二、非游離輻射的健康危害

1. 紫外線會造成色素沉澱、灼傷紅腫、皮膚老化和皮膚癌，對眼睛會造成白內障、角膜發炎。不同的紫外線波長對生物體的危害不同，波長介於 400~300nm 的紫外線會使皮膚曬黑，波長介於 320~280nm 會使皮膚灼傷發紅，波長介於 280~220nm 則具殺菌作用，但易被臭氧層吸收，地表通常偵測不到，但在電弧焊作業中會產生，而引起作業者之危害。

2. 較強的可見光會引起灼傷、皮疹。

3. 雷射會造成灼傷、損害角膜、導致白內障，甚至失明。

4. 紅外線主要引起灼傷、白內障。

5. 射頻和微波會造成頭痛、頭暈、記憶力下降。

　　在各類職業病中調查發現，電弧焊工人罹患角膜炎的很多，玻璃熔煉工人白內障的罹患率很高。

　　家用電器與電力公司之變電所產生的電磁波，是目前頗受關心的焦點之一。一般家用電器傳輸電線、高壓電塔與變電所產生的電磁波屬於極低頻，波長介於 50~60Hz。在學術分類上，通常把波長小於 300Hz 的電磁波，歸為極低頻電磁波。

極低頻電磁波對人體的影響有增加罹患癌症機率、神經危害與生殖危害。雖目前科學界對此爭論仍多，看法尚未一致，但對於小孩白血症的流行病學研究，健康危害的一致性卻很高，有一些國家已訂定容許暴露標準限值。

9.4　輻射危害的預防

輻射對人體的傷害，亦屬於職業病的一種，其預防的原則有三，包含延長距離、減少暴露時間與設立屏障。以下就依其特性，強調於工作時須特別注意的個人防護知識。

一、延長距離

無論游離輻射或非游離輻射，輻射的能量與距離平方成反比，所以距離人體越遠越好。即使是醫療用的 X 光照射，非必要就不要使用，尤其是孕婦，必須更加小心。在家生活洗髮後使用吹風機，雖然是屬於非游離輻射，還是要減少暴露，使用時盡量不要太靠近頭部。

二、時間

輻射物質的核不斷衰變、產生輻射，但也同時慢慢趨於穩定，只要時間夠久，危害性會越來越小。此外，控制作業時間，也可降低總暴露量。

三、設立屏障

屏障對於輻射防護的效果好且直接，例如在輻射源周邊規劃設置鉛板厚牆，可阻斷輻射穿透。對非游離輻射而言，穿長袖也可防止日曬。再者，危害性越大的輻射，如 α 射線，其屏障的效果越好。

在職業場所的防護，可參考以下建議：

1. 醫護人員於使用放射性儀器時，應著防護衣具，儀器並隨時檢修，以防洩漏。

2. 在高輻射場所工作，即使該輻射屬於非游離輻射，亦應著適當之防護衣具。

3. 會產生強光之作業，如電焊、乙炔焊等，一定要配戴防護眼鏡。

四、其他

除了時間、距離、屏障三項大原則外，其他應注意的事項如下：

1. 成立輻射監測站，一旦發現異常，立刻採取行動。

2. 加強輻射防護教育：輻射的危害，即使是高劑量的急性暴露，亦得數小時後才慢慢顯現，低劑量的慢性暴露，更是經常令人「幾乎忘了它的存在」，而使人輕忽，造成嚴重的後果；所以一定要時時教育輻射作業人員，使工作人員具警覺心，進而主動保護自己的健康。

9.5　輻射作業危害預防之相關法規規定

有關勞工作業時之輻射危害預防，主要的法令規定整理如下：

一、職業安全衛生法

1. 為防止輻射、高溫、低溫等引起之危害，雇主應有符合規定之必要安全衛生設備及措施。

2. 雇主不得使未滿 18 歲者從事有害輻射散布場所之工作。

3. 雇主不得使妊娠中之女性勞工從事有害輻射散布場所之工作。

二、職業安全衛生設施規則

1. 雇主對於建築物內設有化學設備，如反應器、蒸餾塔等設備時，該建築物之牆壁、柱、樓板、樑、樓梯等接近於化學設備周圍部分，為防止因危險物及輻射熱產生火災之虞，應使用不燃性材料構築。

2. 雇主對於電焊熔接、熔斷作業產生電弧，而有散發強烈非游離輻射線致危害勞工之虞之場所，應予適當隔離。

3. 雇主對於勞工有暴露於高溫、低溫、非游離輻射線或其他有害物之虞者，應置備適當之防護具。

4. 雇主對於處理紅外線、紫外線、微波、雷射、射頻波等非游離輻射之有害作業場所，應去除該危害因素，採取使用代替物、改善作業方法或工程控制等有效之設施。

5. 具有強烈微波、射頻波或雷射等非游離輻射之場所，雇主應於明顯易見之處所設置警告標示牌，並禁止非與從事作業有關之人員進入下列工作場所。

   (1) 處置大量高熱物體或顯著濕熱之場所。

   (2) 處置大量低溫物體或顯著寒冷之場所。

   (3) 具有強烈微波、射頻波或雷射等非游離輻射之場所。

   (4) 氧氣濃度未達 18% 之場所。

   (5) 有害物超過勞工作業場所容許暴露標準之場所。

   (6) 處置特殊有害物之場所。

   (7) 遭受生物病原體顯著汙染之場所。

9.6　結　語

　　所謂「憂患常發於不必憂之地，而寓於不可見之初」，用這句話來形容輻射危害，頗為適切。輻射危害可說無所不在，日本核電廠事件，讓我們須重新思考與審慎面對輻射的各項健康安全危害問題，且事先的預防遠比事後的處置更重要。因為過度相信人類的技術，容易使人們輕忽它的危害，然一旦發生，付出的代價卻也無比的沉重。

☑《本章重點摘要》

游離輻射特性	非游離輻射特性
1. 可使物質分子產生電子游離。 2. 常使用之單位：雷得、侖目、居禮、戈雷、西弗。 3. 波長：小於 10nm。 4. 半衰期很長。 5. 職業暴露來源：醫學、工商業、核子武器、核能發電。 6. 危害：引起各類癌症、遺傳基因突變。 7. 防護法：以時間、距離、屏障為原則。	1. 無法使物質分子產生電子游離。 2. 波長：射頻和微波波長不同。有色可見光其波長亦不同。 3. 職業暴露來源：太陽光、焊接、燈具、雷射、電視、廣播、電磁爐。 4. 危害：灼傷、白內障、皮膚癌、角膜炎。 5. 防護方法：以距離、屏障為原則。

☑ 《習題》

一、是非題

(   ) 1. 能夠讓物質分子產生電子游離的輻射,稱游離輻射。

(   ) 2. 輻射的波長越長,其具有之能量越高。

(   ) 3. 游離輻射的半衰期很短。

(   ) 4. 焊接時應配戴防護眼鏡,防止強光傷害眼睛。

(   ) 5. 雷射屬於非游離輻射中的可見光,所以對人體傷害不大。

(   ) 6. 微波爐之微波、電視、通訊之射頻,對人體健康亦有不良影響。

(   ) 7. 游離輻射對人體會造成生殖上的危害。

(   ) 8. 高劑量的游離輻射暴露,會造成立即死亡。

(   ) 9. 任何波長的紫外線對人體的危害都一樣。

二、選擇題

(   ) 1. 下列何者屬於游離輻射? (1)α 射線 (2)β 射線 (3)γ 射線 (4)以上皆是。

(   ) 2. 下列何者屬於非游離輻射? (1)X 射線 (2)α 射線 (3)紫外線 (4)以上皆是。

(   ) 3. 輻射產生生物效應之單位是 (1)雷得 (2)侖目 (3)居禮 (4)以上皆可。

(   ) 4. 雷射對人體健康的傷害是 (1)灼傷 (2)白內障 (3)損害眼角膜 (4)以上皆是。

三、問答題

1. 何謂游離輻射與非游離輻射？其種類各有哪些？

2. 游離輻射的暴露來源有哪些？

3. 輻射的健康危害有哪些？

4. 非游離輻射的種類有哪些？

10 缺氧預防

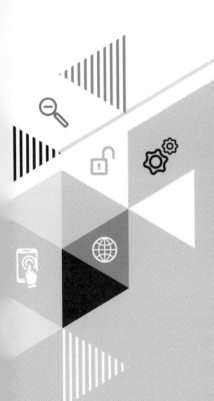

- 瞭解空氣中氧濃度與人體攝氧機轉
- 瞭解缺氧對身體功能之影響
- 認識各種缺氧場所及造成缺氧的原因
- 熟悉預防缺氧症發生的措施

案例分析

　　據報載，有數名清洗儲槽汙泥的工人，在進入已排空的儲槽內進行清洗時，突然失神昏倒。另外一名工人見狀，迅速入內搶救，卻也同時不幸罹難。案發後，經勞工檢查單位判斷，可能是儲槽內缺氧所引起的不幸事件。現在請您思考，排空的儲槽為何會缺氧？

　　人體可數天不進食，卻不容許數分鐘的缺氧。因為人體組織細胞不間斷的新陳代謝，須不斷地消耗氧，因此須透過人體的呼吸系統持續進行呼吸作用，以源源不絕的供應氧氣，據此維持正常的生理功能。若工作環境中，無法提供足夠人們呼吸作用所需的氧氣量時，就稱為缺氧。人體一旦缺乏氧的供應，輕者會出現身體不適與正常作業能力的喪失，嚴重者恐導致腦細胞不可逆的破壞，甚至造成死亡，不可不慎！

10.1　空氣中氧濃度與攝氧機轉

一、空氣中氧濃度

　　空氣中氧濃度的表示法有兩種，一種是百分比濃度法。一般而言，從海平面到 1 萬 8,000 公尺處的氧約占所有空氣中的 21%，但這只能表示出氧的相對量；另一種表示氧的方法是分壓法。以 mmHg，即毫米水銀柱高來表示空氣中實際含有的氧分壓量，如此可確切地知道空氣中實際含有的氧分壓量，是否足夠供應作業人員所需。例如 760mmHg 之空氣中，若氧含 21%，則氧的分壓為 159.6mmHg。若高度增加，則氣壓降低，因此氧氣量也會隨之降低，而造成呼吸不順、胸悶、心跳加速、頭痛等高山症的症狀。此種現象在初到高山地區的工作者，或搭乘無加壓設施的航空工具者較容易發生。

二、攝氧機轉

1. **外呼吸**：人體經呼吸系統，使外界的空氣透過呼吸道進入肺泡，在此進行氣體交換，被吸入體內的氧經擴散作用，進入微血管中與血紅素結合，透過血液循環運至全身。體內多餘的二氧化碳也是經微血管擴散至肺泡中，再經呼吸作用排出體外。

2. **內呼吸**：組織細胞不斷的新陳代謝，慢慢地消耗掉經外呼吸而來的氧，最後氧濃度降低，二氧化碳濃度升高，此即為內呼吸。透過血液循環系統可有效的將這些缺氧血運送至肺泡，經外呼吸作用而變成充氧血。

由上可知，若環境中氧的分壓很低或是有外來的物質干擾了血紅素攝氧的功能（如一氧化碳中毒等），均會造成缺氧症的現象。而貧血症者（血中血紅素不足）或是心肺功能不佳者，更不適合在可能發生缺氧的環境中作業，以免增加事故機率。

10.2　缺氧對身體功能之影響

空氣中氧含量不及 18%，即為含氧不充分之工作場所，在此環境下工作就有缺氧之虞。隨著空氣中含氧量的降低，對身體機能的影響也越嚴重，一般而言，空氣中氧濃度在 16%時，人體即出現各種不適之自覺症狀。詳細情況參照下表 10-1：

表 10-1　空氣中氧濃度與身體可能出現症狀間的關係

等級	氧氣濃度	氧氣分壓	可能出現的症狀
1	16~12%	120~90mmHg	心跳加速、呼吸次數增加、精神不易集中、頭昏、想吐
2	14~9%	105~68mmHg	判斷力降低、酩酊狀態、全身乏力、意識遲鈍
3	10~6%	75~45mmHg	昏厥、中樞神經障礙、肌肉痙攣
4	6%以下	45mmHg 以下	在一瞬間昏倒、呼吸停止、心跳停止

　　缺氧造成症狀的嚴重性，除受氧濃度因素控制外，也會受環境中的溫度、個人活動量的大小及體質因素等影響。雖然缺氧會造成如此嚴重的後果，但缺氧環境的徵兆或警訊卻不明顯，且在缺氧初期，人的警覺判斷及反應能力都已變差，導致人們身陷危害而不自知，更提高了缺氧的危險性。

10.3　常見缺氧工作場所及缺氧之原因

一、常見的通風換氣不良場所

　　工作場所中無法透過自然通風作用，使工作場所內的氧含量維持在18%以上，最後導致缺氧。最常見的缺氧場所就是局限空間，乃指非供勞工在其內部從事經常性作業，勞工進出方法受限制，且無法以自然通風來維持充分、清淨空氣之空間，此種情形常發生在儲藏室、隧道、人孔、船艙、地下汙水道、深井、排空的蓄水池、地下挖掘工程的坑道等場所。

二、造成缺氧之原因

(一) 自然發生的氧化作用消耗掉空氣中的氧

1. 土壤成分、礦石之氧化：含硫、鐵的礦石，土壤中含大量微生物，均會消耗空氣中的氧，隨著時間流逝，氧氣的消耗量也更大。此情形常發生在礦坑、隧道。

2. 儲槽內壁材料之氧化：一般鋼製或含鐵金屬材料建構而成的儲槽，因儲存物含水或密閉不通風，金屬氧化而逐漸消耗氧，造成了缺氧。

3. 物質之氧化：自然界存在各種物質尤其是金屬，地下水之水井、排水暗溝、地下空洞，因水中所含鐵離子或其他金屬之氧化，也會消耗大量氧氣，造成缺氧。

4. 作業場所內因通風換氣不良，加上使用各式內燃機或各項燃燒設備（如鍛燒），不僅消耗空氣中的氧，且因燃燒作用產生之二氧化碳，甚至是燃燒不完全而造成的一氧化碳，更會加速缺氧症的發生，千萬要小心。

5. 油漆、塗料若塗布於室內，在乾燥固化之前會消耗大量的氧，且油漆、塗料也含大量有機溶劑，若作業場所通風不充分，不僅有缺氧危害，也潛藏有機溶劑中毒的危機。

(二) 動植物的呼吸

1. 發酵槽、汙水處理場之各式槽、池，均含大量有機質，有機物之氧化無形中消耗大量氧氣，造成缺氧。

2. 動植物之油脂、種子蔬果等之氧化：貯藏穀物、飼料、食品、油脂、種子蔬果等之倉庫、船艙、地下室、冷凍庫等場所，因氧被大量消耗，此時若通風換氣不良，這些場所，實際上常呈缺氧狀態。

(三) 惰性氣體或其他窒息性氣體之大量產生或封入而造成作業場所缺氧

1. 儲存惰性氣體之高壓鋼瓶或管線洩漏，使特定空間內的氧氣相對減少，甚至全部被逼出，而造成缺氧。例如氮氣儲槽之洩漏。

2. 香蕉、鳳梨、木瓜等水果之催熟，常使用乙炔氣體，導致倉庫內氧氣濃度極低，甚至乙炔濃度達爆炸指數，恐造成爆炸。

3. 冷凍機器使用之冷媒洩漏，或冷凍場所中所使用之乾冰從管線中洩漏，形成缺氧狀態。

4. 礦坑挖掘作業：挖掘作業進行中，常有甲烷或其他氣體突然出現的現象，造成坑道內氧氣被逐出而缺氧，且可燃性氣體聚集，也有燃燒爆炸之危險。

5. 利用沉箱施工法進行地下鐵或其他地下坑道之挖掘時，工作房內空氣與地層中的還原性物質接觸，氧被消耗而造成缺氧。

6. 滅火氣體之使用：二氧化碳滅火或其他惰性氣體滅火材料，施放於船艙、地下室或任何形式之通風不充分場所，都可能造成缺氧。因此若無供氣式呼吸器，任何人均不可貿然進入此等場所。

(四) 中毒造成的缺氧

最常見的中毒性缺氧場所就是含有一氧化碳，人們吸入含一氧化碳的空氣，血紅素因而喪失攜氧功能，造成身體缺氧。冬季瓦斯熱水器安裝不當，使用者又緊閉門窗，往往造成一氧化碳中毒，重者恐缺氧死亡，不可不慎。

10.4　缺氧作業危害之預防

針對缺氧作業危害之預防，我們可從作業環境工程的改善及整體性的缺氧作業管理著手：

一、作業環境的改善

(一) 通風換氣

防止缺氧災害最根本的做法，是實施通風換氣，並隨時保持作業場所中氧濃度於18%以上。通風換氣可分為自然通風換氣與機械通風兩種。以自然通風而言，在不影響儲存物質品質的條件下，可多開設自然通風換氣口，加大開窗面積，以利空氣的自然對流。但自然通風受限較大，在實際的作業中，往往不敷所需，此時就須透過機械式強制通風，以消除通風死角。利用機械通風，須注意下列要點：

1. 新鮮的空氣輸出口，須盡量接近勞工，且為避免吸入品質不佳之空氣，供氣設施的進氣口，須遠離汙染源及其他排出氣口。

2. 確保通風系統的電力來源安全無虞，須有備用的動力來源。

3. 換氣應充分且均勻，若作業場所中，無明顯的有機溶劑、特定化學物質汙染，則至少維持每人 100m³/min 以上之換氣量。

4. 實施換氣。徹底排空槽內既有內容物，並以新鮮空氣徹底置換。置換時避免使用純氧，以免發生意外。

(二) 各特定場所改善方式

　　缺氧作業場所需標示及加鎖，以避免無關人員之進入。倉儲場所、冷凍庫房等，均設置可由內開啟之雙向門。儲放高壓氣體特定設施應定期檢點維修以防洩漏。各式氣體輸送管線之閥門，均標示開啟方向並加鎖，以防錯誤操作導致氣體大量洩漏。

(三) 執行作業環境監測

　　實施作業環境監測，以得知作業場所中氧氣濃度，作為評估通風系統優劣及作業人員是否入內之參考。依實施的時機而言，可分為日常例行之檢點及進入封閉式作業場所（或稱密閉式作業場所，如人孔、下水道、儲槽、船艙等）之測定。不管是哪種形式的測定，實施時須注意下列要點：

1. 確定儀器的正確性與有效性。故儀器須定期校正及維修，以測定氧氣濃度而言，可使用直讀式氧氣測定儀測定之。

2. 測定時盡量先不進入，可利用延長導管抽氣，以供測定。且偵測時除須注意氧濃度外，對其他有毒氣體（例如碳化氫、一氧化碳、甲烷等），亦應一併考慮監測。

3. 凡勞工可能活動之場所均應定期測定、記錄備查。

二、整體性的缺氧作業管理

1. 合格的缺氧作業人員及作業主管：缺氧作業屬高危險性作業，不管作業的現場勞工或作業主管，均須經一定時數之安全衛生教育後，始得從事。且缺氧作業之進行，最好採小組作業，另配置監督人執行作業監視，俾能及早發現異況，盡早處理。缺氧作業進行前，須將作業方式、作業時間、地點呈送作業主管核可後，方得進行。

2. 作業前後確實清點人數，並嚴禁無關人員進入作業場所。在作業場所出入口明顯處，公告揭示缺氧工作守則，並詳列作業注意事項、各項空氣呼吸器存放地點及管理人員姓名。

3. 有效地使用供氣式呼吸防護具或其他防護索、救生梯等器具。須注意一般的防塵口罩或濾毒罐並不能提供作業者所需之氧氣，故在無法實施換氣或緊急搶救時，均須使用供氣式呼吸器或氧氣鋼瓶。在有墜落可能的作業場所作業，尚需配戴防護索，以防因氣體中毒而失神墜落。

4. 確實推行勞工缺氧預防教育：作業前，單位主管須對作業人員進行上工前的勤前教育，並檢點各項裝備。平時，則須利用集會時間，告知作業人員缺氧的預防之道，使其具有預警危險及對突發狀況因應的能力，以避免無謂的意外事故。

5. 事故處理與急救：倘若工作場所或其他局限空間內發生缺氧昏厥事故時，千萬記得，除非救援者有萬全準備，否則任何人不宜貿然入內搶救，不然只是徒增不幸而已。救援者至少須配戴供氣式呼吸器具，並對事故現場熟悉，且以小組共同進行較佳。缺氧者若已昏厥，宜盡速移動至空氣新鮮處，若呼吸停止，則施以人工呼吸急救，並盡快送至醫療單位，在送醫途中，人工呼吸須不斷的進行，直到醫療人員到達為止。

10.5　局限空間作業危害預防

一、缺氧危害防止計畫

　　缺氧作業場所主要是局限空間，依據職業安全衛生設施規則規定，雇主使勞工於局限空間從事作業前，應先確認該局限空間內有無可能引起勞工缺氧、中毒、感電、塌陷、被夾、被捲及火災、爆炸等危害，有危害之虞者，應訂定危害防止計畫，並使現場作業主管、監視人員、作業勞工及相關承攬人依循辦理。危害防止計畫應依作業可能引起之危害訂定下列事項：

1. 局限空間內危害之確認。

2. 局限空間內氧氣、危險物、有害物濃度之測定。

3. 通風換氣實施方式。

4. 電能、高溫、低溫與危害物質之隔離措施及缺氧、中毒、感電、塌陷、被夾、被捲等危害防止措施。

5. 作業方法及安全管制作法。

6. 進入作業許可程序。

7. 提供之測定儀器、通風換氣、防護與救援設備之檢點及維護方法。

8. 作業控制設施及作業安全檢點方法。

9. 緊急應變處置措施。

二、局限空間作業的人員管制規定

　　依據職業安全衛生設施規則規定，雇主使勞工於有危害勞工之虞之局限空間從事作業時，其進入許可應由雇主、工作場所負責人或現場作業主

管簽署後，始得使勞工進入作業。對勞工之進出，應予確認、點名登記，並作成紀錄保存 3 年。進入許可應載明下列事項：

1. 作業場所。

2. 作業種類。

3. 作業時間及期限。

4. 作業場所氧氣、危害物質濃度測定結果及測定人員簽名。

5. 作業場所可能之危害。

6. 作業場所之能源或危害隔離措施。

7. 作業人員與外部連繫之設備及方法。

8. 準備之防護設備、救援設備及使用方法。

9. 其他維護作業人員之安全措施。

10. 許可進入之人員及其簽名。

11. 現場監視人員及其簽名。

　　雇主使勞工進入局限空間從事焊接、切割、燃燒及加熱等動火作業時，除應依前面之規定辦理外，應指定專人確認無發生危害之虞，並由雇主、工作場所負責人或現場作業主管確認安全，簽署動火許可後，始得作業。

　　另外，對於防護具與緊急救難設備的規定，雇主使勞工從事局限空間作業，有致其缺氧或中毒之虞者，應依下列規定辦理：

1. 作業區域超出監視人員目視範圍者，應使勞工佩戴符合國家標準 CNS 14253-1 同等以上規定之全身背負式安全帶及可偵測人員活動情形之裝置。

2. 置備可以動力或機械輔助吊升之緊急救援設備。

對於非作業人員，應禁止作業無關人員進入局限空間之作業場所，並於入口顯而易見處所公告禁止進入之規定；於非作業期間，另採取上鎖或阻隔人員進入等管制措施。

10.6　結　語

缺氧症的發生，若不事先教育宣導預防，則突如其來的事故，往往令人措手不及，因此不僅事業單位，甚至是個人，對可能發生缺氧情況的場所，均須有所認知並提高警覺，以免發生意外。對管理單位而言，選工、配工時，也須考慮到哪些人不適合在可能發生缺氧的環境下工作，以避免事故的發生。

☑《本章重點摘要》　　　　　　　　　SUMMARY

　　若工作環境無法提供足夠人們呼吸作用所需的氧氣量，即稱為缺氧。一般而言，工作場所中氧的百分比濃度低於 18%，就很容易發生缺氧的現象。人體一旦缺乏氧的供應，輕者會出現身體的不適與作業能力的喪失，嚴重者將導致腦細胞不可逆的破壞，甚至造成死亡，故不可不慎。

　　常見工作場所缺氧原因如下：

1. 氧化作用消耗掉空氣中的氧，如土壤成分中的礦物、儲槽內壁材料、有機質、油漆、塗料等的氧化。

2. 動植物的呼吸。

3. 惰性氣體或其他窒息性氣體之大量產生或封入。

4. 中毒造成的缺氧：最常見的中毒性缺氧場所就是含有一氧化碳。

※ 缺氧之預防：

1. 作業環境的改善

　(1) 加強通風換氣。

　(2) 缺氧作業場所之標示及加鎖。

　(3) 實施作業環境監測。

2. 整體性的缺氧作業管理

　(1) 合格的缺氧作業人員及作業主管。

　(2) 作業前後確實清點人數。

　(3) 有效地使用供氧式呼吸防護具。

　(4) 推行勞工缺氧預防教育。

　(5) 事故處理與急救。

☑ 《習題》

一、是非題

( ) 1. 只要工作環境中氧氣濃度不足以供應現場勞工所需,即可稱為缺氧。

( ) 2. 缺氧會造成胸悶、心跳加速等高山症的症狀。

( ) 3. 空氣中氧濃度在 18%時,人體即出現各種不適之自覺症狀。

( ) 4. 缺氧環境的徵兆或警訊一般而言不甚明顯,且在缺氧初期人的警覺判斷反應力都已變差,故增加了危險性。

( ) 5. 油漆、塗料若塗布於室內,在乾燥固化前,不會消耗大量氧氣。

( ) 6. 空氣中氧濃度的表示法只有一種,那就是百分比法。

( ) 7. 高山地區因為山的高度逐漸升高,氧的濃度也隨著降低。

( ) 8. 能確切知道空氣中實際氧含量的方法,稱為高氧分壓法。

( ) 9. 土壤中的有機物,也會消耗掉空氣中既存的氧。

( ) 10. 防止缺氧事件發生,最根本的做法就是徹底的通風換氣。

二、填充題

1. 在工作場中,無法透過自然通風,而較常發生缺氧的場所有:_____、_____、_____、_____、_____。

2. 燃燒不完全產生的_____,會干擾人體血紅素攜氧功能,而造成缺氧。

3. 在缺氧環境中所使用的呼吸防護具是_____式的。

三、選擇題

( ) 1. 缺氧症的預防是何人之責任？ (1)作業勞工 (2)領班 (3)單位主管 (4)以上皆是。

( ) 2. 若有缺氧事故發生時，下列何種處理是錯的？ (1)盡速通知救援小組到達現場搶救 (2)救出之罹難者，若呼吸已停止，則需盡速進行人工呼吸 (3)搶救時可不管自身安危，盡速搶救 (4)救援時，需考慮自身的裝備是否足夠，以便進行救援或請求支援。

( ) 3. 下列何種環境會造成缺氧？ (1)工作環境中常有燃燒不完全的 CO 氣體 (2)通風不充分的室內作業場所 (3)發酵槽 (4)以上皆是。

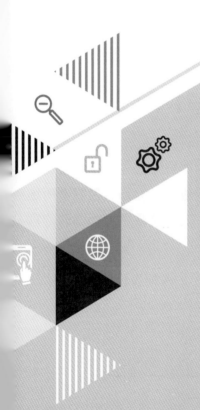

11 急 救

- 瞭解急救的定義、目的、價值與原則
- 熟悉創傷的急救方法
- 熟悉出血的急救——止血法的介紹
- 認識骨折的急救
- 認識昏厥（休克）的急救
- 熟悉灼、燙傷的急救
- 熟悉人工呼吸法的操作
- 認識心肺復甦術的急救
- 熟悉觸電、電擊的急救

案例分析

　　阿明與阿勇同在一間生產機械零件的加工廠上班，平時他們都是從事車床的工作。

　　有一天，阿明在操作車床機械時，不慎被加工中的半成品割傷了手指，頓時血流如注，正在驚慌失措時，在旁一同工作的阿勇，迅速拿起急救箱中的消毒紗布，幫阿明止血、包紮，並盡快地將阿明送醫診治。

　　幾天後，阿明與家人特地向阿勇道謝，還好有他及時幫忙，否則後果真不敢設想。阿勇心想，他在校時參加急救隊所受的訓練，沒想到用處還真大。

11.1　急救的定義、目的、價值與原則

一、定義

　　急救是對意外受傷或急症患者，在醫生未治療或送醫前，對患者所進行緊急且臨時的救護工作，內容包括安慰傷患，表明急救員願意協助的意願，並提高傷患求生存的信心與機會。

二、目的

1. 挽救生命。
2. 防止傷勢或病情進一步惡化。
3. 使傷患及早獲得治療。

　　此外，急救知識與技術的有無意味著：(1)生死之別、(2)暫時或永久傷殘之別、(3)迅速康復或長住院之別。可見給予傷患及時的救助是多麼重要。

三、需要急救訓練的理由

1. 依據勞動部的調查顯示，國內勞工意外事故率，與美、日先進國家相較仍偏高。

2. 一般工廠無法聘請醫生或護士駐廠待命，且許多作業場所距離醫療院所或醫院仍有一段距離，因此作業者更須具備救護的知識技能。

3. 急救工作是分秒必爭的，唯有具備急救理論與技術，才能把握機會挽救傷患的生命。

四、急救訓練的價值

1. **自助**：急救訓練可增進個人的安全意識，且可提高自我照顧的能力，降低對事故的恐懼感。

2. **助人**：藉由急救訓練，急救員具備幫助傷患的技巧，以及調整增進自身安全的態度。

3. **預防災難擴大**：萬一發生職業災害，醫療人員不能及時到達現場時，員工是否受過急救訓練就顯得特別重要。

五、急救的一般原則

　　急救員須依意外事故發生時之環境、受難人數、及時求醫的可能性及可能獲得的救助等條件，善作決定，並要當場靈活運用所學。

(一) 首先要鎮定地處理現場情況，若患者不只 1 人，須訂下優先次序，並尋求他人協助，打電話或以其他訊號聯絡。先照顧有生命危險的傷患，其次是受傷較輕者，必要時須保持現場安靜，豎立標誌，避免無關人士觀望。

(二) 將傷患救離災難現場。急救者將傷患帶離火場、水中、密閉儲槽、毒氣瀰漫等場所，但須注意，救援者本身須有萬全準備，才不致在急救行動中，成為下一個罹難者。

(三) 保持傷患呼吸道通暢，必要時須施以口對口或口對鼻的人工呼吸。若罹難者心跳已停止，則須施以 CPR 的人工胸外按摩，刺激心跳。

(四) 止血，利用直接加壓止血法或其他止血法止血。

(五) 在控制主要問題之後，為能保護傷患安全，必須做到：

1. 除非基於安全理由，否則不宜任意移動傷患。

2. 避免傷患受寒。

3. 安慰傷患，直到醫療人員到達。

4. 注意傷患的脈搏、傷患是否意識清醒、眼神及雙眼瞳孔是否正常。

5. 傷患軀幹或四肢是否有創傷或骨折。

6. 不要與旁觀者討論傷患的情況或試行診斷病情。

7. 最重要的是，身為急救工作者，應瞭解自己職責範圍，盡力做好一切急救工作，避免傷患受到更大的痛苦。

11.2　創傷的急救

一、定義

　　創傷是體表或體內組織破損的現象。一般可分成：1.皮膚或黏膜破損的現象，俗稱外傷；2.組織內部破損但表皮或黏膜仍完整，俗稱內傷。

二、外傷的種類

1. 擦傷（見圖 11-1-a）。擦傷是皮膚與粗糙物相摩擦而成。

2. 切割傷（見圖 11-1-b）。多發生於刀片、鋒利金屬、破碎的玻璃損傷身體組織。

3. 撕裂傷（見圖 11-2-a）。傷口呈鋸齒形、不規則或有軟組織撕裂情形。

4. 穿刺傷由尖銳利器穿刺皮膚所造成，雖出血量不多，但傷口較深。

5. 斷裂傷（見圖 11-2-b）。因身體受強大外力，而使組織脫離身體的現象。

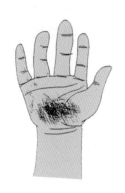 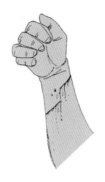 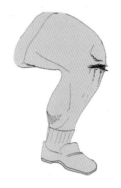 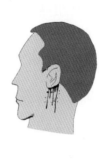

圖 11-1　(a)擦傷；(b)切割傷　　　　圖 11-2　(a)撕裂傷；(b)斷裂傷

三、原因

外傷常由使用機械不當、被夾、被捲、被切割或因處理尖銳物品不當、跌倒及機車事故等引起。

四、外傷的急救

外傷急救的原則是：立刻止血、防止汙染、預防休克、盡快送醫。尤其是面臨患者大量出血，經施予各項止血法急救，效果仍不彰時或傷口已嚴重汙染、異物深埋在組織內，不易由清水沖洗掉時，均須盡速送醫。

若受限於時空因素，無法及時將傷患送醫診治，則急救人員須：

1. 先將自己的手用肥皂洗淨。

2. 以消毒棉花將患者傷口及附近皮膚擦拭乾淨，擦拭時，以傷口為中心，由內而外擦拭。

3. 用清水將傷口沖一遍，再用消毒紗布擦乾。

4. 將無菌的繃帶或乾淨的敷料固定在傷口處。

五、內傷的原因與徵兆

內傷多半由外力引起，如車禍、跌倒等，其特徵是外表皮膚完整、體內器官組織系統受損，可能伴有嚴重的內出血，但血液不會流出體外，而流向體腔內。

其徵象是：

1. 患者皮膚濕冷、脈搏快而弱、呼吸快速。

2. 患者某處有持續性劇痛，且程度與表面傷勢不成比例。

3. 極度不安與口渴。

4. 吐血、咳血、尿血或便血。

5. 肢體變形（骨折或脫臼造成）。

六、內傷處理措施

1. 傷口較小的內傷，可以冷毛巾敷在患處，預防腫大及減緩內出血。

2. 保持氣道通暢，必要時施行人工呼吸。

3. 仔細檢查身體各部的傷處，懷疑有骨折時，不要任意移動傷患。

4. 若須移動傷患，要讓傷患先躺下。

5. 內傷患者，不管如何口渴，也不能給予飲料。

6. 盡速送醫。

11.3　出血的急救——止血法的介紹

　　短時間內失血過多（超過 1,000c.c.左右），就會造成休克或意識不清，若不及時止血，極可能造成死亡。以下介紹幾種常見的止血法：

一、直接加壓止血法

1. 將手掌直接壓住傷口上的敷料（由消毒紗布組成），並略加壓力。

2. 覆蓋在傷口上之紗布墊可吸收血液，加速血液凝固。

3. 當紗布墊內已形成血痂時，不要試圖移開，若還未止血，可在紗布上再加一層紗布，再加壓（見圖 11-3）。

4. 利用彈性繃帶固定傷口上的紗布墊。

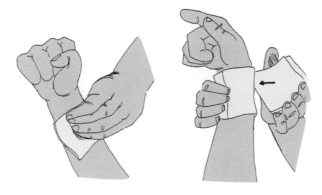

圖 11-3　(a)直接加壓止血法；(b)若紗布已濕，則可直接加紗布

二、抬高傷肢法

1. 除非患部有骨折，否則應將傷肢抬高，位置以超過心臟高度為宜（見圖 11-4-a）。

2. 可配合直接加壓止血法使用。

三、止血點止血法

若使用直接加壓止血法與抬高傷肢法，仍無法有效止血時，可再配合止血點止血法，暫時壓住流往傷口的動脈（見圖 11-4-b）。

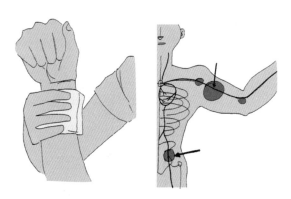

圖 11-4　(a)抬高傷肢，並直接加壓止血；(b)止血點止血法

四、止血帶止血法

使用止血帶止血法是危險的，所以只能在其他止血法均失效，且可能危及生命時才使用。

止血帶寬度至少 5 公分，要置於傷口上方，不可觸及傷口，急救員須隨時注意患者反應，以防患者休克（見圖 11-5）。

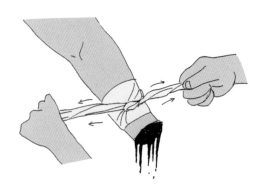

圖 11-5　止血帶止血法

11.4　骨折的急救

一、定義

　　骨折就是骨骼受外力作用而斷裂。若骨骼未突出皮膚外者為閉鎖性骨折，骨骼已穿過肌肉、皮膚外者，稱為開放性骨折（見圖 11-6）。

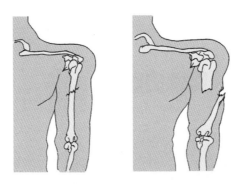

圖 11-6　(a)閉鎖性骨折；(b)開放性骨折

二、症狀及急救步驟

(一)　症狀

　　傷患感覺患部劇痛、腫脹不能運動自如，外觀變形、長度改變、內（外）出血，甚至休克。

(二)　急救步驟

1. 查看患者是否具有窒息、出血及創傷，宜先處理之。

2. 除安全顧慮外，不宜輕易移動傷患，須先固定骨折部位，再移動傷患。

3. 經固定後的部位可抬高，並用冰袋敷在痛處，可減輕痛苦。

4. 急救者千萬不可試圖將異位之骨骼復原。

5. 嚴重骨折須預防休克，並即刻送醫。

(三) 處理骨骼、關節、肌肉的損傷，應遵守 RICE 的原則

1. Rest：休息。

2. Icing：冰敷（於 24~36 小時內，在患處施行冰敷，每隔 5~10 分鐘冷敷 10~15 分鐘，最多不超過 20 分鐘）。

3. Compression：加壓固定患部。

4. Elevation：抬高患部。

11.5　休克、昏厥的急救

一、休克

(一) 休克的定義

　　休克是因體內有效血循環量不足，而造成身體許多重要功能受到壓制的一種狀況，嚴重的話會危及生命安全。

(二) 造成休克的原因

1. 嚴重外傷、劇痛、失血過多。

2. 患者體溫異常變化，暴露於過冷、過熱的環境太久。

3. 飢餓、脫水、缺氧、電擊。

4. 情緒過度刺激。

(三) 徵象及症狀

1. 早期：

　(1) 皮膚蒼白、冰冷。

　(2) 患者虛弱、脈搏快且弱、呼吸短促。

(3) 出血性休克患者，可能變得不安，且抱怨口渴。

(4) 傷患可能會嘔吐。

2. **晚期**：若傷患在早期未給予及時救助，則症狀可能演變至：

(1) 傷患眼皮下垂無神、瞳孔變大，表情冷漠無反應。

(2) 體表皮膚因充血而出現紅斑。

(3) 若再不及時急救，患者可能意識喪失、體溫下降，且可能死亡。

(四) 休克的處理

1. 解除引起休克的原因，如因出血而休克，須立刻止血。

2. 讓患者躺下，下肢抬高約 20~30cm。但患者有頭部外傷或因而呼吸困難者例外。

3. 以毛毯包裹患者給予保暖。

4. 若在短時間內患者不能得到醫療，則適時給予患者飲料是必須的；但患者有意識消失、嘔吐、噁心、抽筋等現象時，則不能給予任何飲料。

二、昏厥（暈倒）

(一) 原因及症狀

　　因腦部血液暫時供應不足，而導致患者呼吸變淺，脈搏不穩定，臉色蒼白，漸至不省人事的現象。

(二) 急救步驟

1. 讓患者平躺，抬高腳部。

2. 搬移患者於陰涼通風處。

3. 鬆開其頭頸等身體各部之束縛。

4. 隨時注意患者恢復情況，若情況未改善，應盡速送醫。

11.6　灼、燙傷的急救

一、定義

　　灼、燙傷是指因接觸高溫物質或化學物質（強酸或酸鹼）或放射線而造成的傷害。

二、灼、燙傷的分類（參見表 11-1）

表 11-1　灼傷深度分類表

灼傷深度	受傷組織	症狀
第一度	表皮淺層	紅、腫、痛
淺二度	表皮	腫、痛、水泡
深二度	表皮和部分真皮	皮膚呈白或紅色，較不痛
第三度	整層皮膚，可能深及皮下組織、肌肉	皮膚呈白或黑色，乾硬如皮革狀

三、灼（燙）傷急救法

(一) 原則

1. 停止繼續受到灼（燙）傷、維持患者呼吸、檢查傷勢。

2. 冷卻並覆蓋患部，盡速送醫。

3. 口訣：沖、脫、泡、蓋、送。

(二) 對輕微灼（燙）傷的處理

1. 將傷處沖或浸入冷水中，直至不痛為止。

2. 不可亂塗油膏，以免引起併發症。

3. 若皮膚起水泡，用消毒紗布蓋好，不要刺破水泡。

(三)　嚴重灼（燙）傷者

1. 若衣服著火，可用外套、毯子將著火處裹住滅火。

2. 檢查患者身體有無出血、骨折等合併傷害，並維持患者呼吸道通暢。

3. 不要企圖移去黏在傷處的燒焦衣服。

4. 用消毒過的厚紗布保護傷口。

5. 將患者盡速送醫。

(四)　對化學藥物灼傷的急救

1. 須用大量清水沖洗患部，直到感覺皮膚無殘留化學物品為止。

2. 用消毒紗布覆蓋，盡速送醫。

3. 若化學藥物不慎灼傷眼睛，急救法亦同上。

11.7　心肺復甦術的急救法

一、定義

　　心肺復甦術 CPR(Cardio-Pulmonary Resuscitation)是指人工呼吸及人工胸外按摩的合併使用。

二、適用情況

　　凡患者因觸電、溺水等造成呼吸、心跳停止的情況，均應立即施行。

三、進行步驟

　　美國心臟醫學會(AHA)公布新版心肺復甦術 CPR 操作技術為「胸部按壓─暢道呼吸道─維持呼吸」(C-A-B)，強調高品質壓胸的內容為「用力

壓、快快壓、胸回彈、莫中斷」，並且強調自動體外心臟電擊去顫器(AED)
的廣泛設置與利用。

CPR 口訣：叫叫 CABD

1. 「**叫（檢查意識）**」：拍打病患之肩部，以確定傷患有無意識。

2. 「**叫（求救）**」：若病患無意識，應趕快找人幫忙打 119、設法取得
   AED，但若有以下 4 種情形，且現場只有 1 人，還是應該先 CPR 2 分
   鐘再去求救：(1)小於 8 歲兒童；(2)溺水；(3)創傷；(4)藥物過量。

3. 「**C**」=Compression **壓胸**：CPR 的第一個步驟胸部按壓（口訣：用力
   壓、快快壓、胸回彈、莫中斷）。強調用力並快速按壓，每分鐘至少按
   壓 100~120 次，下壓深度至少 5 公分。建議每 2 分鐘更換一次按壓者，
   另外為盡量避免中斷壓胸的執行，應嘗試將中斷壓胸的時間減少為 10
   秒以內。壓胸與人工呼吸的比例仍維持 30:2（針對兒童或嬰兒 CPR，
   若有二人以上施救者執行則為 15:2）。

4. 「**A**」=Airway：暢通呼吸道，壓額抬下巴。CPR 的第二個步驟就是打
   開呼吸道，在無意識的病人，舌頭和會厭是堵住呼吸道最常見的原因，
   因為舌頭和會厭是附著在下顎，所以經由壓額抬下巴的動作，就可以把
   舌頭往上移離咽喉部位而使呼吸道打開。對於醫護施救者，若懷疑患者
   頸椎受傷，則應執行下顎前推。

5. 「**B**」=Breathing：沒有呼吸，一律吹 2 口氣，每一口氣時間為 1 秒。
   當施救者未經口對口人工呼吸訓練、訓練不純熟者或不願意執行此動作
   者，可以只執行單純壓胸。

6. 「**D**」=Defibrillation：D 是指體外去顫，也俗稱電擊。

（出處：衛生福利部）

表 11-2　2021 民眾版心肺復甦術參考指引摘要表

American Heart Association 2020 年 CPR 與 ECC 準則

步驟／動作　　　　對象		成人 ≧8 歲	小孩 1~8 歲	嬰兒（新生兒除外） <1 歲
確認現場安全		確認環境不會危及施救者和患者的安全		
（叫）確認意識		無反應		
（叫）求救，打 119 請求援助，如果有 AED，設法取得 AED，進行去顫 ※**聽從 119 執勤人員指示** 如用手機打 119 求援，求援後開啟擴音模式。		先打 119 求援	先打 119 求援 （只有一個人也沒有手機時，先進行五個循環的 CPR，再打 119 求援）	
CPR 步驟		確認呼吸狀況：沒有呼吸或幾乎沒有呼吸		
		C-A-B		
(C)胸部按壓 Compressions	按壓位置	胸部兩乳頭連線中央（胸骨下半段）		胸部兩乳頭連線 中央之下方
	用力壓	至少 5 公分	至少胸廓前後徑 1/3 （約 5 公分），勿超過 6 公分	至少胸廓前後徑 1/3 （約 4 公分）
	快快壓	100~120 次／分鐘		
	胸回彈	確保每次按壓後完全回彈		
	莫中斷	盡量避免中斷，中斷時間不超過 10 秒		
		若施救者不操作人工呼吸，則持續作胸部按壓		
(A)呼吸道 Airway		壓額提下巴		
(B)呼吸 Breaths		吹兩口氣，每口氣 1 秒鐘，可見胸部起伏		
按壓與吹氣比率		30:2（兒童和嬰兒 2 名以上的施救者 15:2）		
		重複 30:2 之胸部按壓與人工呼吸 直到患者開始有動作或有正常呼吸或救護人員到達為止		
※(D)去顫 Defibrillation		盡快取得 AED		
		使用成人 AED 及電擊貼片	優先使用兒童 AED 及電擊貼片；如果沒有，則使用成人 AED 及電擊貼片	如果沒有可以使用手動電擊器的救護人員，則使用兒童 AED 及電擊貼片；如果仍沒有，則使用成人 AED 及電擊貼片

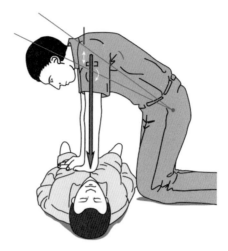

圖 11-7　心臟外壓按摩

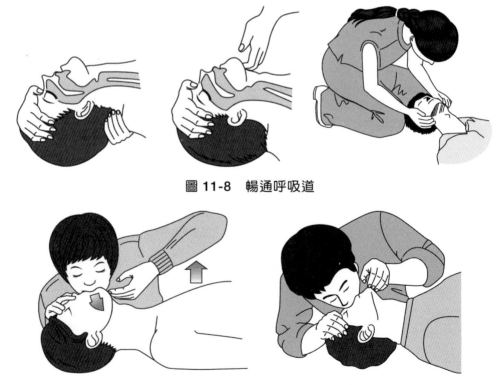

圖 11-8　暢通呼吸道

圖 11-9　(a)口對口人工呼吸；(b)口對鼻人工呼吸

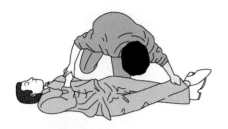

1. 把近自己一方的傷者手臂置於其身旁，另一臂橫放其胸前，把離自己較遠的傷者足踝放在較近的足踝上。

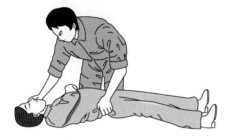

2. 一手托著傷者頭部，另一手抓緊傷者離自己較遠一側近臀部的衣物。

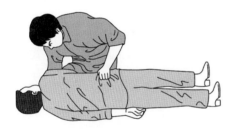

3. 迅速把傷者拉向自己的一方，用膝部承托，以翻轉傷者身體。

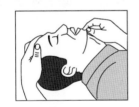

4. 把傷者下巴托高，使其頸部咽喉伸直，打通氣管，傷者就可以暢順地呼吸。

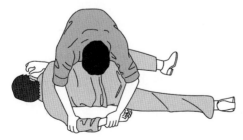

5. 把接近己方的傷者手臂屈曲，以承托其上身；再把接近己方的傷者下肢屈曲，以承托其下身。從傷者身體下面拉出另一隻手臂。

圖 11-10　復甦姿勢

11.8　人工呼吸法

　　首先要確定氣道是否通暢，察看患者的口腔及喉嚨，若有任何異物須先去除，並檢查患者有無呼吸、脈搏。若患者呼吸停止，但心臟仍跳動，則須把患者移至空氣新鮮處，並進行口對口人工呼吸：

1. 使患者仰臥，利用壓額抬下巴的方法使呼吸道暢通。

2. 將口罩住患者的嘴，並均勻緩慢吹氣（同時捏住患者鼻子，防止吹入的氣體從鼻子溢出），讓他的胸腔隆起，吹氣時間持續 1~2 秒。

3. 將臉頰靠近患者，眼睛看患者胸部有無起伏，耳朵聽患者的口鼻有無呼吸聲，並感覺患者有無呼吸氣息，以檢查人工呼吸是否成功。

4. 恢復口對口人工呼吸，如果是成人，每 5 秒鐘用力吹 1 次，每次吹約 700~1,100 毫升；若是小孩，吹氣較淺，每 3 秒 1 次。也就是大人每分鐘 12~16 次，小孩每分鐘 15~20 次。

　　在患者自行呼吸前，不可放棄，並須請求其他協助，並盡快請醫生前來或盡速送醫。

11.9　觸電、電擊時的急救法

1. 去除電源：拔下電器插頭或關上總開關。

2. 利用乾燥木棍或塑膠棒，把電線從被電擊者身上推開。

3. 檢查傷者有無呼吸和脈搏，必要時須進行 CPR。

4. 注意！在傷者未與電線分離前，不要觸摸傷者。

11.10　結　語

　　習得急救的知識、技能，在緊急的情況下不僅可以救助他人，減少傷亡，必要的時候也可自救。尤其是安全衛生管理人員，須具一定水準的急救技能，以確保作業人員的安全。在工廠內可常舉辦急救研習，藉此增進作業人員的急救知識與技能。

☑《本章重點摘要》　　　　　　　　　　　　　　SUMMARY

1. 急救是傷患在未送醫前，對其所做的救護工作。其目的在挽救生命，防止傷勢或病情進一步惡化，使傷患及早獲得治療。急救的價值在於自助、助人及預防災難擴大。急救人員要能鎮定地處理現場情況，且保持傷患的呼吸暢通，必要時須施予人工呼吸與各式止血法，並安慰傷患直到醫護人員到達或傷患送至醫院。

2. 外傷急救的原則是立刻止血、防止汙染、預防休克。內傷的患者，須保持其氣道暢通，若要移動傷患，要讓其躺下。對出血者，可用直接加壓止血法或抬高傷肢法、止血點止血法等止血。對於骨折的傷患除固定、冰敷外，不可試圖復原異位之骨骼，並須預防患者休克，及盡速送醫。

3. 對於昏厥、休克者，須解除其昏厥、休克的原因，若呼吸停止，須立刻給予人工呼吸。若患者不能立即送醫，則須注意患者的反應，並鬆開其身體的束縛。

4. 對灼、燙傷的急救，須把握時效，用冷的清水沖至不痛為止，再立即送醫治療，切忌亂塗抹油膏造成傷口汙染。

5. 進行人工呼吸時，須先確定氣道的暢通，並察看是否仍具心跳，若心跳已停止，須配合心肺復甦術的運用，挽救患者生命。

☑ 《習題》

一、是非題

( )　1. 急救的目的是防止患者傷勢或病情進一步惡化。

( )　2. 急救知識的有無，不會影響到患者的受救率。

( )　3. 急救訓練可增進個人的安全意識，提高自我照顧的能力。

( )　4. 急救者為瞭解狀況，可與旁觀者討論傷患的情況或試行診斷病情。

( )　5. 急救者在援救患者時，不管患者是在火場中或是在密閉儲槽中，均要勇往直前，不管自己是否有安全裝備。

( )　6. 急救者在處理患者時，須安慰傷患，穩定其情緒，直至醫生到達。

( )　7. 外傷急救的原則是：(1)立刻止血、(2)防止汙染、(3)預防休克。

( )　8. 直接加壓止血時，當第一塊紗布濕了，可拿掉再換第二塊。

( )　9. 傷患感覺患部劇痛、腫脹、不能運動自如且外觀改變時，可能是骨折的徵兆。

( ) 10. 嚴重外傷、劇痛、失血過多，可能造成休克。

( ) 11. 觸電、電擊時的最重要工作是搶救傷患。

( ) 12. 只要工廠附近有醫院，就可不必辦急救訓練。

( ) 13. 在觸電的意外現場，還未確定電源是否已關閉時，不可觸摸、移動患者。

( ) 14. 人工呼吸法中，最重要的步驟之一是確定患者呼吸道暢通。

( ) 15. 灼燙傷到深二度時，皮膚反而較不覺得痛。

二、問答題

1. 試簡述直接加壓止血法的步驟。

2. 試述骨折急救的步驟。

3. 試述化學藥物灼傷的急救措施。

4. 試述口對口人工呼吸法進行步驟。

5. 試說明新版 CPR 的執行要領。

12 個人防護具和作業服裝

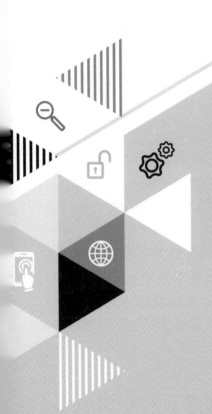

- · 個人防護具定義與適用時機
- · 個人防護具選用的基本原則
- · 各式防護具:
  - 1. 頭部　　　2. 眼睛
  - 3. 聽覺　　　4. 呼吸
  - 5. 手部　　　6. 足部
  - 7. 全身式　　8. 安全帶
- · 個人防護具選用的維護管理與法令相關規定

案例分析

　　阿明在一間營造廠擔任安全衛生管理人員，最近公司承包了北二高的某路段工程，而引進了一批外籍勞工。阿明起初以為外籍勞工不好管理，他依法令向外籍勞工宣導進入工地，一定要配戴安全帽，否則將受罰或喪失工作機會。沒想到宣導後，外籍勞工於作業時均配戴安全帽，他們所表現的配合度著實令阿明備受感動。反觀國內營建作業人員，雖災害率偏高，但多次的宣導與提醒下，仍有不依規定配戴安全帽者。請您思考，問題究竟為何？

12.1　個人防護具界定與適用時機

一、個人防護具的界定

　　作業場所中雖可透過各項工程改善措施，降低工作場所中的危害因子，但工程改善仍有限度，有時無法消除作業場所中所有危害因子。為保護作業勞工免受不良環境的危害，配戴於作業勞工身上的設備，稱為個人防護具。個人防護具依其適用環境條件及所防護器官的不同，可分為保護頭部安全的各式頭盔、保護眼睛的護目鏡、保護聽覺器官的各式護耳罩、防止吸入有害物質的呼吸防護具、避免手部傷害的各式手套、足部防護鞋，還有各式的防護衣等。對於防護具，我們不僅要瞭解其性能、構造及使用方法，更要說服相關作業人員，必要時一定要配戴合適的個人防護具，確保作業的安全衛生。

二、個人防護具的適用時機

　　首先要強調的是，任何型式的個人防護具均不能取代良好的作業習慣及作業環境的改善。畢竟個人防護具的使用，是保護作業人員的最後一道防線，而不是優先考慮的防護措施。作業場所的管理人員須先致力於作業環境的安全衛生管理，例如：改善通風排氣系統、密閉污染源等，使作業

場所的汙染物濃度在正常作業條件下，降低至不危害作業員工健康的水準。

　　至於個人防護具適用的時機，如下所述：

1. 作業條件改變、進出料、機械維修或試俥運轉時，汙染物濃度突然升高，則作業人員或試驗及維修人員一定要配戴個人防護具。

2. 因作業環境複雜，雖作業人員在某一作業地點時間短暫，如營建工地作業員，仍須視需要配戴安全索或安全帽。

3. 作業本身即充滿危險，如高架作業、活線作業、核反應融爐的檢測、維修等作業員工，一定要配戴完善的防護具才能作業。

4. 一般操作下可能不會有危險，但為防止因錯誤操作或失誤，導致溶液飛濺或外洩而受傷害，作業人員亦須配戴護目鏡與防酸、鹼圍裙。

5. 搶救人員在處理意外事故時，為免遭二次意外，亦須配戴安全合適的防護具。

12.2　個人防護具選用的基本原則

1. **能有效的將危害因子阻隔**：雖防護具的性能並非是百分之百，但至少須達到保護作業者之目的，否則就沒有必要使用各式防護具了。

2. **須針對危害的形式與作業環境特性來選配防護具**：防護具所防護的標的物均不同，使用者須視自己的需要選配使用。尤其對作業環境中所存在的汙染物種類與濃度，須詳細的調查作為選配防護具的參考。例如：防塵口罩就不能當作有機溶劑作業場所中的濾毒罐使用。

3. **著用方便且不妨礙作業**：防護具固以保護作業者為目的，但基本上仍須讓使用者接受為宜。若使用不便且妨礙正常作業，則必遭使用者排斥。

4. **防護具材質不會引起人體不良反應**：配戴後不會增加使用者重量負荷，亦因防護具通常與人體皮膚接觸機會大，故材質基本上不能引起人體皮膚的不適，甚至在不影響效率的前提下，還要提高舒適性、美觀性，減輕重量負荷，進而提高作業者的使用率。

5. **設計良好**：強度、耐久性均須符合國家標準並容易維修。

12.3　各式防護具

一、頭部防護具

1. **防止異物墜落、撞擊的安全帽**：主要保護營建工地的作業者。

2. **防止車禍時頭部受傷害的行車用安全帽**：主要是保護騎乘機車者之安全。

3. **防止電擊之電氣作業絕緣帽**：主要預防人體感電的絕緣帽。

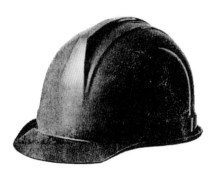

圖 12-1　安全帽

　　雖各式安全帽依其使用目的不同，因此材質有所差異，但基本的構造是共同的，參見圖 12-1。

　　使用安全帽須注意下列要點：

1. 依實際情況選用合適的安全帽，不可混用。營建工地所使用防異物墜落的安全帽或是電氣絕緣帽，就不能當作行車用安全帽。

2. 選用時要適合使用者頭部形狀，配戴良好，且扣緊頤帶時鬆緊恰當。

3. 定期擦拭清潔，並檢點帽殼及配件是否完整，若有損傷，須停止使用，並更換檢驗合格之新品。

4. 曾受較大衝擊之安全帽，雖外表無異狀，也須更換停用。長期於室外使用的安全帽，因材質受日光長時間照射，易老化而降低保護強度，所以也須定期汰舊換新。

二、眼睛防護具

1. 防塵眼鏡：研磨、切削或其他易產生飛散粉塵的作業，可能造成微細顆粒侵入眼睛，故須配戴各式護目鏡，如圖 12-2 所示。

2. 防止酸、鹼液飛濺之護目鏡。

　　上述兩項護目鏡，對外來異物須具足夠的抗拒強度與防護性，配戴時不妨礙視野，且鏡片透光性良好。使用一段時間後發現具波紋異物、磨損者，則須更換新品。

3. 防止強光及有害紫外線的太陽眼鏡與遮光防護具。強光下作業，如飛行員高空飛行等，一定要配戴太陽眼鏡；焊接作業者也須配戴遮光護具，防止紫外線、紅外線的傷害。

4. 防止輻射熱與有害光線造成眼、臉傷害的防護面罩。此種防護面罩應能有效地遮斷輻射熱與強光，且耐高溫與電絕緣。防護面罩中的鏡片須容易更換，且不會有破碎傷人之虞。

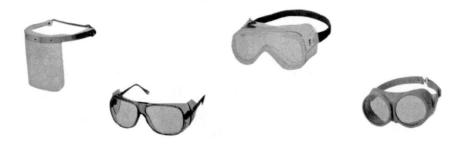

圖 12-2　各式安全眼鏡及安全面罩

三、聽覺防護具

1. **可撓性耳栓（耳塞）**：在高噪音環境下作業，為避免聽覺能力受損，可選用耳栓或耳塞（見圖 12-3、12-4）。耳栓或耳塞的材質是可撓塑膠，在正確配戴下可有效降低噪音進入耳朵的分貝值。

2. **覆耳（耳罩）**：對暴露在極端噪音環境下的作業者（如飛機引擎修護員、戰鬥機飛行員）等，採用覆耳式的耳罩（見圖 12-5）防護效果較好，但易產生悶熱現象。

   上述兩項為對聽覺防護具的使用，是在得知工作環境中噪音值過高（例如超過 85dB(A)），雇主就須提供防護具供予勞工，而不是等待聽力檢查發現勞工已聽力損失時，才開始使用。此外，聽覺防護具較易受作業者忽視，衛生管理人員應加強宣導提高勞工使用率，除可拋棄式耳塞外，耳罩要定期清洗、消毒，並置於乾燥通風處所以利取用。

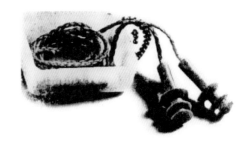

圖 12-3　耳栓　　　　　　　　　　圖 12-4　耳栓

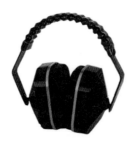

圖 12-5　覆耳式耳罩

四、呼吸防護具

呼吸防護具保護作業者，避免因呼吸作用而吸入毒性與有害物質，或作業場所為缺氧環境，則需以呼吸防護具備妥作業者所需的氧。因此選配呼吸防護具，須徹底瞭解作業環境條件，以免誤用，造成使用者遭受危害而不自知。現將各式呼吸防護具的結構與功能分述於下：

(一) 防塵口罩

防塵口罩由濾材、吸氣閥、面體、排氣閥及繫帶構成，另有簡易型的防塵口罩，是將濾材剪裁成形，沒有吸（排）氣閥。不管是哪一型的防塵口罩，均須注意防塵口罩對毒性氣體並沒有濾毒、吸收的功用，防塵口罩主要是物理性的阻絕作用（如圖 12-6）。相關使用注意事項如下所述：

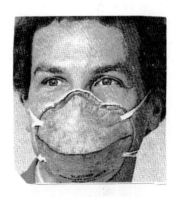

圖 12-6　簡易式防塵口罩

1. 配戴時不會有壓迫感，與臉部密合度良好，不會漏氣。使用的材料對人體沒有傷害性。

2. 吸（排）氣動作良好、繫帶容易調整。

3. 粉塵的捕集率至少須在九成以上，但吸、排氣的壓損不宜太高，否則會造成使用者的呼吸負荷變大。

4. 著用前須檢點防塵口罩的吸、排氣的氣密性、濾材狀況、面體的密合性等。

5. 使用後，應使濾材充分乾燥，並清除附在濾材上的粉塵，至於是否可用清水洗滌，則須詳閱使用說明書。

6. 若面體已老舊破損、濾材已變形或呼吸阻抗大增，則須汰舊換新。

7. 簡易式的防塵罩，使用後濾材因粉塵聚集，性能會降低，即應丟棄。

(二) 防毒面具（罩）

　　防毒面具（濾毒罐）主要保護作業勞工免受作業環境中有毒氣體的危害，作業環境中可能因臨時的氣體洩漏、緊急事故的搶救而須置備濾毒罐。若作業環境中經常出現毒性物質，千萬不要以為讓作業者配戴防毒面具即可了事，而須確實檢討作業流程，做好密閉或局部排氣系統，才是根本解決之道。使用上須注意不同的毒性物質要配置不同的吸收罐與濾材，才能有效地去除空氣中的毒性物質，且濾毒罐並不具供氧的功能，因此在使用上，也須注意環境中氧氣濃度是否大於 18%，若氧氣不足或不明瞭環境中究竟為何種毒性物質時，應採供氣呼吸防護具較佳，現將防毒面（口）罩的構造及性能條列如下：

1. **防毒面罩**：可分為隔離式防毒面罩（圖 12-7）與直結式防毒面罩（圖 12-8）。此兩型的防毒面罩均由面體（含吸（排）氣閥、眼片、頭帶）與具過濾去毒作用的吸收罐組成，其差別在於隔離式防毒面罩的吸收罐與面體之間有連接管相通，直結式則無。

2. **防毒口罩**：由吸收罐、排氣閥與覆鼻的面體及繫帶構成（圖 12-9）。

　　濾毒罐應具性能及選配時的注意事項如下：

1. 吸收罐應適配環境中的毒性物質種類與濃度，在選配時可參照說明書的指示，並注意其最大吸收量及有效期限，以免產生吸收劑已飽和之破過現象而不自知。

2. 氣密性應良好，不應有漏氣現象。

3. 面罩視野應良好，且鏡片不會因呼氣而產生霧氣。

4. 建立使用紀錄，作為維修及更換的依據。

5. 接觸臉部的部分，材質不可造成皮膚不適。

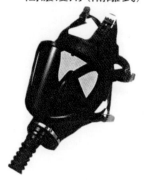
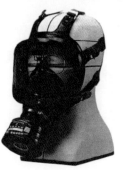
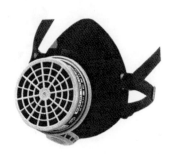

圖 12-7　隔離式防毒面罩　圖 12-8　直結式防毒面罩　圖 12-9　防毒口罩

6. 使用前應檢點面體是否完整無缺、頭帶是否尚具彈性、連接管是否有劣化、龜裂現象。

(三) 供氣式呼吸防護具

　　在缺氧的環境或對作業環境中現存的毒性氣體種類與濃度不明瞭時，最好採用供氣式的呼吸防護具。

　　供氣式呼吸防護具透過送風機或壓縮儲存的氣體鋼瓶，經輸氣管、減壓調節閥至面體，供應作業者所需的空氣（圖 12-10）。以下為供氣式呼吸防護具的基本性能與選配時之注意事項：

1. 面體結構部分性能與防毒面罩相似。

2. 供氣式呼吸防護具的空氣來源，若為外界泵入，須注意進氣口處的空氣不能為汙染源；若為壓縮氣體鋼瓶，則須注意其容量，作為估算使用時間的依據。

3. 連接面罩與空氣源的軟管須完整，以免遭受意外破壞或妨礙作業。

4. 在使用前須檢點供氣裝備、流量調節閥、減壓閥等是否為正常。

5. 面罩內須維持適當正壓，以免外界汙染空氣意外被吸入。

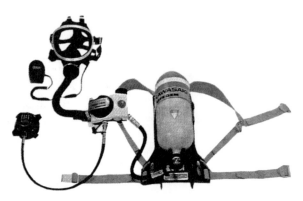

圖 12-10　供氣式呼吸防護具

6. 若為可攜式壓縮氣體鋼瓶，在容量即將用盡時，最好有警訊顯示，以利作業者或搶救人員折返安全地點。

五、手部防護具

　　為避免作業時，手部直接接觸存在於作業環境中各式的危害因子，故須針對不同的作業型態，選配各類不同型式的作業用手套，現將各式手部防護手套介紹如下：

1. 防酸、鹼腐蝕的橡膠手套（如圖 12-11）。

2. 隔熱作用的石棉手套。

3. 局部手部振動作業用的防振手套（如圖 12-12）。

4. 電氣作業用的電氣絕緣手套。

　　以上各式手套在使用時須配合各式作業需求，不可混用。此外，防護手套在使用時須符合手部大小，以不影響手部抓握為宜，若有磨損至影響原有功能時，應迅速更換。

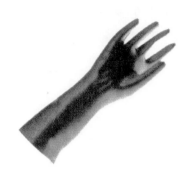

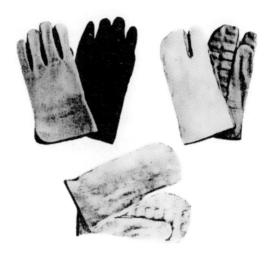

圖 12-11　耐溶劑、酸、鹼用手套　　　　圖 12-12　防振手套

六、全身式防護具

　　有些作業（如高溫作業）危害物質進入人體的方式，並不限於特殊的途徑，而是全身性的，因此在此特性的危害物質下作業，或從事急救搶救工作，便須著用全身性的防護衣。現將各式作業及其所需的防護衣敘述如下：

1. 高溫作業場所中所著用之耐熱服。主要的目的是防止高溫、高熱。其材質為使用鋁或防火材質加工製成（見圖 12-13）。

2. 防火衣：火災急救時著用。其組成多為耐火材料，具不易燃燒特性。

3. 防酸、鹼、化學藥品腐蝕的全身性、不浸透性工作服，多以橡膠製成。

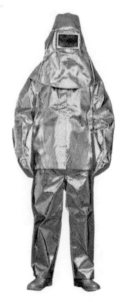

圖 12-13　防熱衣

4. 防止輻射危害的鉛衣（輻射防護服）：在可能面臨輻射危害的工作場所，須著用輻射防護衣免受輻射暴露。

全身性的防護衣除了要有最基本的防護身體性能外，也須穿脫容易、重量不宜太笨重，避免影響作業與降低人員著用意願。當然，在設計上也須考慮外觀，以增加人們的接受度。

七、足部防護具

1. 防止重物墜落壓傷足部的防壓安全鞋，此鞋在鞋內有加裝鋼頭防護（圖 12-14）。

2. 防滑鞋：鞋底有特殊的紋路，防止地面溼滑導致作業人員跌倒。

3. 長筒防酸鹼安全鞋，以橡膠製成，主要在防止酸、鹼滲透腐蝕（圖 12-15）。

另外在可燃性氣體或蒸氣常存在的作業場所工作，應穿著不致產生靜電火花的安全性鞋靴，防止意外的產生。

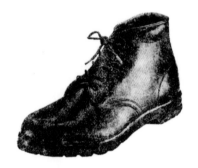

圖 12-14　安全鞋

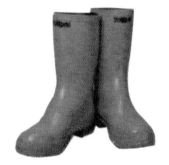

圖 12-15　安全橡膠長筒鞋

八、安全帶（墜落防範）

高架作業、桿上作業或營建業，其作業位置與地面常有一定的落差，為防止作業時意外墜落，工作時最好繫上安全帶，以確保安全。安全帶基本構造如圖 12-16。

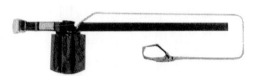

圖 12-16 安全帶

在使用安全帶時，須盡量將其著裝於腰部位置，且扣環應正確使用，並將皮帶穿過穿孔固定好，以避免鬆動。安全帶在使用前須檢點皮帶是否磨損、斷裂變形，各零件是否結構正常。若為安全索，則須確認組成之束線是否斷裂、扭節、變形，以確保使用時的安全。

12.4　個人防護具選用的維護管理與法令相關規定

一、維護管理

1. 設置專屬放置地點，避免陽光曝曬，維持一定的溫、濕度，尤其應避免蟲鼠危害影響正常功能。

2. 定期維修、檢點、測試，維持既有性能。對有一定保存期限的濾毒罐，須做好使用紀錄以免失效誤用。

3. 安全衛生管理人員，須熟悉各項防護具的性能、使用限制，並詳讀各防護具的使用說明，以教導作業員工正確使用防護具。

4. 訂定教育訓練計畫，有系統、定期性的教導作業人員正確使用防護具，並排除使用上的困難。

5. 依據法令，對於應配戴防護具而不配戴者（如：營建工地須著戴安全帽），給予勸戒並酌情處罰。

二、法令相關規定

職業安全衛生設施規則（民國 108 年 4 月 30 日修正），對於各式防護具的使用，在管理層面、使用時機與個人使用習慣等，皆有詳盡的規範。茲列舉說明如下：

(一) 一般規定

雇主供給勞工使用之個人防護具或防護器具，應依下列規定辦理：

1. 保持清潔，並予必要之消毒。

2. 經常檢查，保持其性能，不用時並妥予保存。

3. 防護具或防護器具應準備足夠使用之數量，個人使用之防護具應置備與作業勞工人數相同或以上之數量，並以個人專用為原則。

4. 對勞工有感染疾病之虞時，應置備個人專用防護器具，或作預防感染疾病之措施。

(二) 管理維護制度化

雇主使勞工使用呼吸防護具時，應指派專人採取下列呼吸防護措施，作成執行紀錄，並留存 3 年（民國 109 年 1 月 1 日實施）：

1. 危害辨識及暴露評估。

2. 防護具之選擇。

3. 防護具之使用。

4. 防護具之維護及管理。

5. 呼吸防護教育訓練。

6. 成效評估及改善。

前項呼吸防護措施，事業單位勞工人數達 200 以上者，雇主應依中央主管機關公告之相關指引，訂定呼吸防護計畫，並據以執行；於勞工人數未滿 200 人者，得以執行紀錄或文件代替。

此舉，將是個人防護維護管理制度化的開端，也希望藉此讓國內個人防護具的管理面更落實，讓作業的安全防護更徹底。

(三) 防墜相關防護設施與設備

雇主對於在高度 2 公尺以上之高處作業，勞工有墜落之虞者，應使勞工確實使用安全帶、安全帽及其他必要之防護具，但經雇主採安全網等措施者，不在此限。

前項安全帶之使用，應視作業特性，依國家標準規定選用適當型式，對於鋼構懸臂突出物、斜籬、2 公尺以上未設護籠等保護裝置之垂直固定梯、局限空間、屋頂或施工架組拆、工作台組拆、管線維修作業等高處或傾斜面移動，應採用符合國家標準 CNS 14253-1　同等以上規定之全身背負式安全帶及捲揚式防墜器。

12.5　結　語

防護具的使用是保護作業者的最後防線。最根本的解決之道還是作業環境的控制，讓危害物質降低到最少的量，而不是長期依賴防護具，防護具所能提供的，僅是在作業條件不佳或萬一作業流程失控的情況下，提供給作業者的保護。

此外，防護具須定期的檢點維修，使用者須正確配戴，才有一定的保護效果；更不可仗著已穿戴防護具，而在作業時態度輕慢，反而更易遭受到危害。

✅《本章重點摘要》　　　　　　　　　　　SUMMARY

　　為保護作業勞工免受不良作業環境的危害，配戴於作業勞工身上的設備稱為個人防護具。任何形式的個人防護具，均不能取代良好的作業習慣及其環境的改善，畢竟個人防護具應視為保護作業人員的最後一道防線。

1. 以下為個人防護具選用基本原則：

   (1) 應能有效地將危害因子阻隔。

   (2) 針對危害形式與作業環境條件選配防護具。

   (3) 著用程序方便且不妨礙作業。

   (4) 使用材質不會引起人體不良反應。

   (5) 設計良好，符合人體工學，有充分強度與耐久性。

2. 各式防護具由頭至腳介紹如下：

   (1) 頭部防護的安全盔與電氣絕緣盔。

   (2) 各式保護眼睛的防護眼鏡、遮光護盔。

   (3) 各式聽覺防護的耳罩、耳栓。

   (4) 呼吸防護具：防塵口罩、濾毒罐、供氣式呼吸防護具。

   (5) 手部防護的各式手套。

   (6) 足部防護的安全鞋、防滑鞋。

   (7) 全身性防護的輻射防護衣、防火衣。

   (8) 防墜落的安全帶。

☑ 《習題》

一、是非題

( ) 1. 只要有個人防護具使用即可，衛生管理者毋需考慮到要如何控制、改善作業環境。

( ) 2. 防護具是保護作業人員的最後一道防線，而不是優先考慮的措施。

( ) 3. 作業環境的管理人員須致力於作業環境的管理、改善，而不是一味地使員工配戴防護具。

( ) 4. 只要戴上了防護具，即可百分之百的保護作業者。

( ) 5. 在選配呼吸防護具時，須先對作業環境中所存在之汙染物種類、濃度進行調查，作為選用的依據。

( ) 6. 防護具固以保護作業者為目的，基本上也要注意使用者的接受性。

( ) 7. 頭部防護具就是安全帽，在行車及各式作業下可混用。

( ) 8. 設計良好具充分強度，與耐久性及維修上的容易度，是防護具選配的條件之一。

( ) 9. 安全帽雖曾受大力衝擊，只要外表無異狀即可再度使用。

( ) 10. 防護具存放場所應避免陽光直曬，以免材質老化。

( ) 11. 任何形式的個人防護具，均不能取代良好的個人防護具。

( ) 12. 養成正確使用防護具的習慣，需要有系統的勞工教育與管理人員的努力。

( ) 13. 在缺氧的環境下作業，須採用供氣式呼吸防護具。

( ) 14. 各式防護手套，若情況緊急可混用。

( ) 15. 過濾式的呼吸防護具，不適用於毒性氣體存在的場所。

二、選擇題

( ) 1. 下列敘述何者為非？ (1)防止研磨、切削作業所產生的粉塵傷害眼睛，可配戴防塵眼鏡 (2)在強光下作業可配戴遮光太陽眼鏡 (3)只要是眼鏡，就有保護眼睛的功能，毋需視作業條件選配 (4)防護面罩中的鏡片須容易更換，且不會有傷人之虞。

( ) 2. 下列敘述何者為是？ (1)防塵口罩對毒性氣體並沒有濾毒、吸收作用 (2)防塵口罩若濾材呼吸阻抗已大增，則須更換濾材或丟棄之 (3)不同作業場須選配不同的呼吸防護具 (4)以上皆是。

( ) 3. 下列何者是供氣式呼吸防護具的適用時機？ (1)作業場所中混雜有各式毒性物質，濾毒罐無作用時 (2)作業場所中氧氣濃度不足18％時 (3)作業環境中毒性物質濃度過高，濾毒罐無作用時 (4)以上皆是。

( ) 4. 下列敘述何者為非？ (1)高溫作業耐熱服主要目的是防高溫 (2)防火衣常在火災急救時著用 (3)防酸、鹼化學藥品腐蝕的工作服主要以非浸透性的橡膠製成 (4)輻射防護服其材質為橡膠。

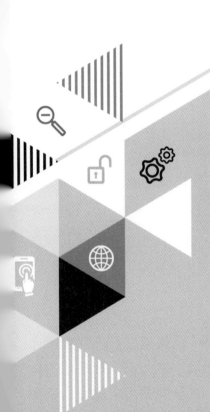

CHAPTER

13 職場壓力預防

- 認識壓力的本質及職場壓力的事實
- 瞭解職場壓力的成因與影響
- 學習職場壓力預防之個人的因應策略與組織的對應措施

13.1　認清壓力的本質

一、壓力的種類

壓力(stress)有二類：

1. **良性的壓力(eustress)**：是對人有利的壓力，來自於帶來積極結果的挑戰或令人興奮的經歷。若壓力不是太極端，則會對人有益，在壓力增強機能（身體或精神上的壓力，例如透過力量訓練或富有挑戰性的工作）的情況下，可以認為它是良性的壓力。

2. **不良的壓力**：苦惱(distress)或簡稱為「壓力」。例如生氣、害怕、失望、恐慌、擔憂、焦慮、不耐煩、挫折、內疚、煩惱、懷疑、惱怒、暴怒、困窘、恫嚇、妒忌、敵意及怨憤等。

而不良的壓力(distress)有二類：

1. **急性壓力(acute stress)**：非常強烈，但僅短暫出現（通常約在 20 分鐘以內）。例如超速罰單、輪胎漏氣、垃圾電子郵件。

2. **慢性壓力(chronic stress)**：不是非常強烈，但維持數天、數週甚至數月。例如工作壓力、結婚壓力、財務壓力、慢性疼痛壓力。

二、壓力的定義

壓力係來自於環境的壓迫，而造成的緊張，是情境與個人互動所產生；當個人的資源無法因應(cope with)情境的要求與壓迫時，所造成的身心狀態，因此在某些情況下，某些人可能會有更多的壓力。壓力是察覺(perceived)個人的身體、心理、心靈、情緒所受到的威脅(threat)（真實或想像）。例如情緒失控、無法處理問題、身體耗損、喪失內在的平和等。當生活中遭遇任何的改變，如當身體面臨壓力源或危險時，為了存活，會產生反擊(fight)或逃避(flight)的反應。

三、壓力的情緒反應

生氣是反擊的情緒，而害怕則是逃避的情緒。若未加以解決，生氣與害怕將有礙於問題的控制，甚至成為慢性的健康問題，例如狼瘡、偏頭痛、風濕性關節炎、全身肌肉無力。

四、壓力的後果

當今，反擊或逃避的反應主要地（不當地）被用於非身體的壓力源，而其問題在於此種壓力反應會產生一種壓力荷爾蒙的混合物(stress-hormone cocktail)，在慢性壓力重複發作下將對身體造成巨大的浩劫與破壞。壓力荷爾蒙的生化性會釋放出腎上腺素、非腎上腺素、腦垂體後葉加壓素（血管加壓素）、醛固酮、可體松（皮質醇）等，這種壓力混合物會產生下列的生理反應：高血壓、慢性病痛（肌肉緊繃）、免疫系統受抑制、感冒或流行性感冒、疾病或生病的症狀、疲勞感、失眠、沮喪等。根據相關研究，發現有 80%到醫院看診的疾病是慢性壓力所致，因此，壓力與疾病的關係不再只是一種關聯，而是一種直接的因果連結。

13.2　瞭解職場壓力及其影響

一、職場壓力的定義

1. **美國 NIOSH(1999)**：當工作需求無法適配工作者的能力、資源或需求時，所產生有害身體與情緒的反應。工作壓力會導致不良的健康，甚至造成傷害。

2. **歐盟 EC(2000)**：面對負面的及有害的工作內容、工作組織、工作環境面向時，所引發之一種情緒的、認知的、行為的、生理的反應型態。壓力係由個人與工作適配不良、工作內外角色衝突、沒有合理地自我控管工作之程度所引起的。

3. **英國 HSE(2001)**：個人面對過度的壓迫或其他形式要求時所產生的負面反應。

二、職場壓力造成的影響

職場壓力往往會破壞目標的實現，無論是對個人或組織，其影響如表13-1 所示。而壓力的症狀可以由人們的行為中看出，尤其是行為的改變。壓力急性反應可能會在四個方面產生影響，如表 13-2 所示，包括情感方面（如焦慮、憂鬱、煩躁、疲勞）、行為方面（如退縮、攻擊、流淚、無動機）、思維方面（如注意力難以集中、問題解決有困難）與身體症狀（如心悸、噁心、頭痛）。如果壓力仍然存在，會使神經內分泌、心血管、自主和免疫機能產生變化，從而導致精神和身體健康不佳（如焦慮、憂鬱、心臟疾病）。

表 13-1　職場壓力對個人與組織的影響

對個人的威脅	對組織的威脅
・健康	・曠職和離職增加
・幸福／生活品質	・減少工作的量與質
・機能／目標的實現	・降低工作滿意度和士氣
・自尊／自信	・招聘問題
・個人發展	・溝通不暢、增加衝突

表 13-2　職場壓力引起的個人症狀

感受(feeling)如何？	思考（認知）(thinking/cognition)如何？
・焦慮	・難以專注與記憶
・抑鬱／疲倦	・難以組織及決策
・生氣／易怒／挫折	・缺少創造力及問題解決力
・冷漠／乏味	・對批評敏感

表 13-2　職場壓力引起的個人症狀（續）

行為反應(behavior)如何？	身體狀況(body)如何？
・易事故／犯錯	・出冷汗、頭暈目眩、噁心、呼吸困難
・吃／睡問題	・疼、痛
・使用藥物（菸、酒）	・易受感染
・社交行為問題（如退縮、攻擊）	・氣喘、潰瘍、皮膚病、心臟問題

三、職場壓力與工作績效的關係

　　員工個人根據過往經驗，對壓力會有不同的反應、適應能力、因應技巧，以及他人支持的程度。但一般情況下，暴露於壓力中會導致生理興奮，影響人們的行為，如圖 13-1 所示，良性的壓力(eustress)係指壓力不斷提高，會積極挑戰個人並刺激產出更高的績效。而長時間或強烈的不良壓力(distress)恐有風險，甚至超出個人的因應能力，可能導致痛苦的狀態。不良壓力的負面或毒性作用，會使績效下滑，其與精神和身體健康逐漸惡化有所關聯，憂鬱症即是發生在某些個體的不良健康結果之一。

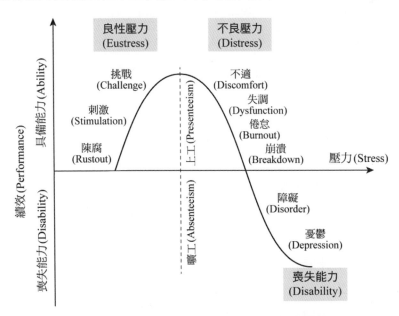

圖 13-1　職場壓力造成憂鬱症的職業意涵

四、職場壓力的事實

壓力顯然已成為當今職場中引發情緒問題(emotional issues)的主因，甚至可說是最具威脅的隱型殺手(silent killer)。科技的進步、全球化的趨勢、組織的重組、公司政策的變革使工作負荷過重或工作的不安全性等，都可能是造成職場壓力(workplace stress)的原因，因此，職場環境的變化對於員工個人的身心健康影響甚鉅。相關研究結果如下：

1. 國際勞工組織(International Labour Organization, ILO)的一項調查報告中指出，在英國、美國、德國、芬蘭和波蘭等國，每 10 名員工就有 1 人蒙受憂鬱、焦慮、工作壓力或倦怠的情境之苦。

2. 4,100 萬的歐洲勞工（約 28%）曾受到壓力的健康問題，僅次於下背痛，工作壓力已成為工作相關之健康問題中第二個常見的問題。

3. 在英國，工作壓力大的工作者已增加至 30%。

4. 日本的員工患有工作壓力症狀的比例有逐年上升的趨勢。

5. 美國近年來的研究發現，大約有 26~40%的工作者覺得工作壓力很大，且約有 26~29%的美國人受到壓力的影響。

6. 美國國家安全協會(National Safety Council, NSC)研究發現，93%的職場意外事故是人為失誤所造成。

7. 美國的一項調查顯示，有 47%的主管因工作壓力無法使用其休假時間，而 60%以上的請假是由壓力所引起，72%的美國勞工顯露其職場中充斥著情緒的壓力，越來越多的心臟病發作病例發生於星期一早上，花費在工作上的時間有增加的趨勢。工作壓力成為許多勞工真實痛苦的情形有：
   (1) 40%的勞工認為工作非常具有壓力。
   (2) 25%的勞工認為工作是生活的第一壓力源。
   (3) 75%的員工相信有工作壓力。

(4) 75%的員工認為他們的工作壓力超過前一代。

(5) 26%的勞工聲稱他們經常或總是因工作而感到倦怠或壓力。

(6) 超過 1/3 的勞工聲稱工作會傷害其身體及情緒的健康。

(7) 42%的勞工聲稱工作壓力會干擾家庭與人際關係。

(8) 50%的勞工聲稱他們較上一年有更苛刻的工作量。

8. 國內勞動部勞動與職業安全衛生研究所於 2013 年針對 25,480 名勞工進行工作環境安全衛生狀況認知調查，結果顯示勞工的工作壓力感受分別是：一向有很大的壓力(3.49%)、常常有很大的壓力(12.83%)、有時有很大的壓力(50.76%)、很少有很大的壓力(26.33%)、從未有很大的壓力(6.58%)。就一向有很大的壓力或常常有很大的壓力合計來看，行業別以金融及保險業最高(28.17%)，職業類別以民意代表、主管及經理人員為最高(28.28%)。

13.3　　探索職場壓力的影響因素（潛在壓力源）

　　職場壓力主要是以工作相關之壓力源為探討的重點，每一位有工作的人，每天面臨著工作上的種種需求，而當這些工作上的需求與工作者之認知評價間有了差距，就會導致較強的壓力感受，進而可能造成情緒低落，工作認知、感覺、態度和行為的改變，甚至造成個人從工作中完全撤離，如離職或提早退休等。這些變化都會影響個人、團體和組織之發展，所以「職場壓力」就成為各行各業著重的焦點。茲將影響職場壓力的因素分述說明，如圖 13-2 所示。

較大社會情境　例如
- 經濟條件、就業市場、職業災害的補償法規
- 工作相關的法規、標準、規章及立法
- 社會規範與價值
- 員工個人因素：經驗的要求、可利用的支持與資源

組織的特徵與文化
- 組織的結構、政策、管理等變項會影響
  →個人對工作前景與工作保障的觀感
- 各項職場壓力源描述如下

工作環境
- 物理環境：噪音、溫度、光線、化學品等等
- 心理社會環境：可見的支持系統（如同事、上司）、衝突程度、組織價值、期望的工作表現、工作常規的接受度

工作與職務設計
- 輪班制度、工作時數：例如夜間輪班、延長工作時數
- 個人對於工作組織的看法：任務多樣性、認同與意義性、回饋的性質與範圍、自主程度、控制感
- 工作過程的性質：影響時間壓力的因素，例如期限、製造時程、誤差結果、自我效能、可支配的支持與資源系統

特定任務的要求因素
質與量的需求因素，包括工作場所與裝備設計的效用：
- 感覺／知覺的需求
- 決定／記憶的需求
- 反應的需求
- 物質的需求
- 情緒的需求

圖 13-2　職場壓力的影響因素（潛在壓力源）

一、大社會環境因素

影響職場壓力的大社會環境，有以下四項因素：

1. 經濟條件、就業市場、職業災害的補償法規。

2. 工作相關法規、標準、規章及立法。

3. 社會規範與價值。

4. 員工個人因素：經驗的要求、可利用的支持與資源。

二、組織的特徵與文化

影響職場壓力最直接也是影響最大的，莫過於組織的特徵與文化，因為組織的結構、政策、管理等變項直接影響到個人對工作願景與工作保障的觀感，進而形成不同的職場壓力源，茲將有關組織特徵與文化所造成的職場壓力源由上而下地分述如下：

(一) 工作環境

1. **物理環境**：噪音、溫度、光線、化學品等。

2. **心理社會環境**：可見的支持系統（如同事、上司）、衝突程度、組織價值、期望工作表現、工作常規的接受度。

(二) 工作與職務設計

在影響工作負荷與職場壓力的工作與職務設計中，包含以下三個因素：

1. **輪班制度或工作時數**：例如夜間輪班、延長工作時數等。

2. **個人對工作組織的看法**：包括任務多樣性、認同與意義性、回饋的性質與範圍、自主程度、控制感。

3. **工作過程的性質**：意指影響時間壓力的因素，例如工作期限、製造時程、誤差結果、自我效能、可支配的支持與資源系統。

(三) 特定任務的要求因素

指個人在職場上質與量的需求因素，包括工作場所與設備設計的影響，例如：感覺／知覺的需求、決定／記憶的需求、反應的需求、物質的需求及情緒的需求。

13.4 職場壓力預防與管理的策略運用

傳統上對於職場壓力管理的觀點，認為是個別員工的責任。這種策略係假定員工受到壓力時，必須學習如何去因應，其觀點傾向歸因於員工個人無法去因應狀況的需求而產生壓力。因此，壓力被視為個人的弱點，要求個人有義務去承擔與學習更有效地因應。另一種觀點則認為壓力同時是組織與個人的議題，組織與個人同樣要努力排除職場的壓力，一個願意為員工創造與維持健康工作環境的組織，必須擬定一個以健康及安全為重點的策略計畫，且對於工作活動之安全衛生評估、風險分析及作業分析等識別危害的行動均應優先於處理風險的預防。茲將組織如何採取預防與管理措施分述如下：

一、個人的壓力管理策略

大多數減輕職場壓力對健康風險的介入措施包含個人策略和組織策略，個人策略包括教育訓練及一對一的心理服務，有臨床的、職業的、健康的諮商，其目標是要改變個人的技能和資源，協助個人改變自己的處境。如圖 13-3 所示，對照出積極因應（反擊／逃避）及休息階段（習慣化）等二類技術，通常可以透過下列訓練方式幫助壓力的預防：

1. 瞭解壓力的跡象。

2. 於壓力初期使用以中斷行為模式，因為壓力通常是逐漸積聚，壓力越是增大，就越難以對付。

3. 分析處境及制定減少壓力源的主動性計畫。

4. 學習積極因應及放鬆的技巧，發展一種生活型態以緩衝壓力所造成的影響。

5. 在低壓力的情況下實施上述的方式，首先要最大化初期成功的機會，並提升自我的信心和動力繼續下去。

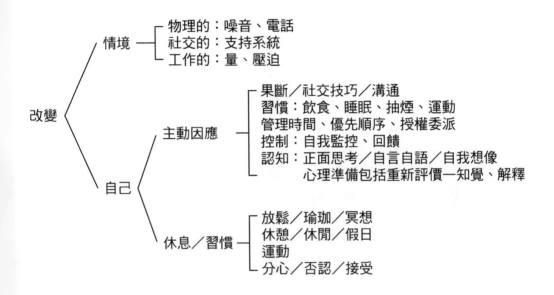

圖 13-3　因應壓力的個人策略

　　各式各樣的訓練課程可協助發展主動因應的技術，例如自信、溝通技巧、時間管理、問題解決及有效管理。不過，也有很多的壓力源，個人很可能認為超出個人權力以外所能的改變，例如組織結構、管理風格和組織文化等。需要注意的是，壓力管理方法若僅著力於轉變個人而不改變壓力源時，其壓力管理的效果總是有限，而且可能適得其反，遮掩了這些壓力源所造成的影響。例如，對於造成壓力的情況採行深呼吸和正向思考，則可能會使其有暫時的幸福感，但若此破壞性處境持續下去，將造成持續的壓力，並可能對周遭的人形成壓力。個人策略的主要目的應該是培養人員

擁有技能和信心來改變自己的處境，而不是協助他們適應並接受這些有壓力的情況。

二、組織的因應策略

就組織面而言，職場的壓力管理需要組織採行一個主動式(proactive)、預防式(preventative)的策略，可從三種觀點來處理工作相關的壓力：

(一) 預防(prevention)

評估工作相關的壓力源，以及從實務加以減少或修正，這種方式涉及壓力的風險評估(stress risk assessment)。壓力風險評估的目的係在於識別各層次的壓力及主要的壓力源，完成壓力風險評估的過程可同時減少工作相關壓力，且其結果可產生應採取的行動方案。此係為第一級預防(primary prevention)，目標在消除、降低或控制可能的壓力源，包括工作設計與人因工程等，這一級的預防是一種壓力源導向(stressor-directed)。

(二) 管理(management)

發展技能與知識，讓員工個人能認知其本身及他人的壓力徵狀，並且能發展其管理壓力的因應技巧。重點放在個人或團體，並協助員工學習有效地處理壓力或修正壓力狀況的評價，以減少其感知的需求。此係為第二級預防(secondary prevention)，目標在教育與訓練個人去識別對壓力源的反應，以及在壓力源無法消除或修正時能更有效地去因應壓力源，包括員工的健康促進或心理技巧等，這一級的預防是一種反應導向(response-directed)。

(三) 治療(treatment)

提供員工適當的醫療與諮商服務。此係為第三級預防(tertiary prevention)，目標在治療已暴露在壓力源且受身心傷害的個人，包括員工協助方案(employee assistance program, EAP)，這一級的預防是一種症狀導向(symptom-directed)。

三、全員參與的壓力預防模式

　　職場的壓力管理，應該包括基層職員、中層主管的管理參與及高層主管的管理承諾，如圖 13-4 所示。這個方法分別採行工作相關和人員相關兩種方式的預防與管理策略，並且在決策過程，均包括管理人員、監督人員、員工和員工代表等的參與。這個模式的中心是透過策略性規劃(strategic planning)和提供資訊(providing information)來進行有效的溝通過程，致力於減少組織的不確定性壓力。

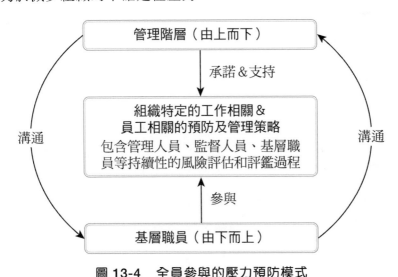

圖 13-4　全員參與的壓力預防模式

四、職場壓力之風險評估

　　在 1990 年代初期，英國健康安全局(Health and Safety Executive, HSE)出版了一系列有關壓力、壓力研究及壓力預防等資訊的手冊，以提供給安全衛生專業人員及雇主，但這些指引手冊缺乏結構式策略。在 2001 年，HSE 出版管理者指引手冊，以結構式策略(structured approach)來執行壓力預防，提供五步驟的工作相關壓力風險評估，以協助診斷問題並研擬出干預(intervention)的架構。HSE 建議之五步驟壓力風險評估，如圖 13-5 所示，茲分別說明如下：

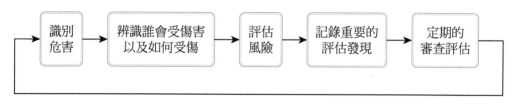

圖 13-5　職場壓力風險評估的步驟

(一) 識別危害

　　雇主在做任何事之前，必須查明問題是否存在。HSE 建議雇主應採用各種方法，包括查看疾病紀錄、使用焦點團體(focus groups)和使用問卷等來識別危害。有七個關於工作壓力的風險因素：

1. **文化(culture)**：組織的文化及組織如何處理壓力（如長工時的文化）。

2. **需求(demands)**：對物理性危害與工作負荷的暴露（如工作的量與複雜度、輪班）。

3. **控制(control)**：員工如何執行其工作（如控制抗衡需求）。

4. **關係(relationships)**：包括所有的工作關係（如脅迫、騷擾）。

5. **變革(change)**：對員工的管理與溝通（如員工瞭解為何需要變更）。

6. **角色(role)**：員工瞭解角色，工作清楚定義（如避免角色衝突）。

7. **支持(support)**、訓練與個人的獨特因素：來自於同儕、直屬管理者等人的支持，對工作核心功能的訓練，並顧及個別差異。

(二) 辨識誰會受傷害及如何受傷

　　工作壓力會影響團體中的成員，有些成員因為工作關係或重新返回工作崗位，而可能較容易受到傷害；因此很重要的是，對抗壓力的措施不應僅注意任何特殊易出問題的個人，而忽略了組織工作的整體性。

(三) 評估風險

　　基本上，雇主應該檢視其所採的行動，以決定是否足夠、是否還需要加強。由這個觀點來看，雇主必須決定他們需要採取什麼措施，以移除或減少組織內的壓力水準。HSE 要求雇主在控制風險中，必須應用下面的控制層級原理：

1. **避開危險**：例如創造一個更安全的工作環境，以使員工免於暴力威脅的焦慮。

2. **在來源處對抗風險**：例如藉著明顯地將工作條理化並給予清楚的工作角色。

3. **使工作適應個體**：尤其在工作場所設計、工作設備的選擇及工作方法的選擇，用以減輕單調的工作與預定速度的工作，並減少其對健康的影響。

4. **發展一致而完整的預防政策**：涵蓋技術、工作組織、工作條件，社會關係及與工作環境有關的影響因素等。

5. **集體保護措施優先於個體保護措施**：例如先在來源處理壓力，而非僅提供個人資訊、訓練或員工協助方案等。

6. **給與員工適當的指導。**

(四) 記錄重要的評估發現

　　所有雇主都應該實施風險評估，並記錄其發現。

(五) 定期審查評估

　　HSE 建議最初每隔 6 個月要審查評估 1 次，若沒有重要改變則可以每年評估 1 次。

13.5　結　語

　　有越來越多的證據顯示，職場工作壓力(workplace work-related stress)已嚴重衝擊到員工的專業領域和個人生活，工作效率受到大量工作壓力的影響。職場工作壓力所造成的損失影響深遠，由工作壓力所引起的個人及組織的健康問題，企業界已開始有所警覺。不健全的管理，不只使員工身心不健康及缺乏積極的努力，更造成生產品質的降低，也會因員工的高流動率、招募人員及訓練人員而付出額外的花費。目前國內職場壓力管理著重於員工自身行為的改變，較少有組織改變之行動，然而職場工作壓力之改善最需要支持性的工作組織環境，故本文係以系統化的觀點來瞭解影響職場壓力的因素（潛在壓力源），探析職場壓力預防、風險評估及介入措施的相關理論。

☑《本章重點摘要》

1. 壓力管理的思維

   (1) 壓力（改變）是職場環境的一部分，我們必須學習去適應改變。

   (2) 從 21 世紀大多數的壓力源中，你無法反擊或逃避。

   (3) 當今的慢性壓力已連結到許許多多的疾病。

   (4) 未解決的生氣與（或）害怕將成為歷久彌新之壓力的控制問題。

   (5) 有效的壓力管理計畫要同時包括有效的因應技巧與放鬆技術。

   (6) 為讓生活中有所平衡，要時常為許多良好的壓力而奮戰。

2. 職場壓力預防的國際觀

   (1) 大多數壓力管理的活動均著重於減少壓力的效應(effect)，而不是減少壓力源(stressor)的出現。

   (2) 大多數的壓力管理活動主要標的在於個人，而不是組織。

   (3) 大多數的企業組織缺乏系統化的壓力風險評估。

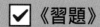 **《習題》**　　　　　　　　　　　　　　　　　　**EXERCISE**

一、是非題

(　) 1. 高度的工作壓力，將可以激勵工作者，激發工作人員的潛能。

(　) 2. 研究顯示，工作壓力對員工績效總是產生負面的影響。

(　) 3. 運動會改善我們對管理壓力的能力。

(　) 4. 感受壓力的人僅是那些較神經質的人才會經歷的。

(　) 5. 壓力有時會提升我們的工作績效，此即為挑戰性壓力源。

(　) 6. 現今已知壓力是一個沉默的殺手(Silent Killer)。

(　) 7. 僅壓力的症狀可以用醫療加以控制，而無法控制壓力本身。

(　) 8. 壓力僅是心理而不是身體的狀態。

(　) 9. 我們有時會習慣於壓力，而不知道自己身處於壓力之下。

(　) 10. 除非生活中需要做巨大的改變，否則無法對壓力做出任何的行動。

二、選擇題

(　) 1. 有關壓力與個人健康的關係，下列敘述何者錯誤？　(1)適當的壓力，對個人的健康是有利的　(2)每個人在適應新環境的過程中都會感受到壓力，只是大小程度上有差異　(3)強大的壓力會影響神經和內分泌系統的功能　(4)個人知覺到的壓力大小，與日後得精神病的機率有關。

(　) 2. 有關壓力反應的敘述，何者錯誤？　(1)處理問題的能力越強，感受到的壓力越小　(2)對事情要求完美的人，所承受的壓力較大　(3)強大的壓力僅影響心理的正常運作，與生理無關　(4)面對相同的事件，因為個人認知不同，所以壓力反應的強度也不同。

（　）　3.　為了預防職業傷害，應注意下列哪些事項？　(1)選擇良好的工作環境　(2)只須在就業前做健康檢查　(3)工作能達成比身體健康重要　(4)運動只會增加身體負擔，不會抒解工作壓力。

（　）　4.　面對環境的變遷和壓力，要想提升自己的競爭力，首先應該如何做？　(1)多磨練，並增加深度及國際觀　(2)努力求學上進　(3)學習外語，加強專業能力　(4)向前輩虛心請教。

（　）　5.　職業安全衛生所稱的工作壓力源，是指將壓力視為　(1)刺激事件　(2)反應狀態　(3)歷程　(4)危害源。

（　）　6.　以下哪種疾病和工作壓力的關聯性最小　(1)胃潰瘍　(2)憂鬱症　(3)唐氏症　(4)高血壓。

（　）　7.　常覺得時間不夠用，事情總是做不完，也無法好好休息，那是因為沒做好哪種規劃？　(1)理財規劃　(2)生活規劃　(3)健康規劃　(4)保險規劃。

（　）　8.　下列何者是現代人容易罹患慢性病的原因？　(1)靜態的生活方式　(2)工作壓力太大，無法適度的休閒　(3)飲食趨向精緻化　(4)以上皆是。

（　）　9.　對於解決壓力的敘述，何者錯誤？　(1)思考壓力通常在何時或哪種情況發生　(2)思考需要協助時有誰可以幫我　(3)思考什麼人或事會給我們壓力　(4)思考如何將壓力轉移給別人。

（　）　10.　促進身心健康的方法，下列何者正確？　(1)與朋友吵架，飆飆車，抒發怨氣　(2)人際關係不好，可找諮商輔導人員作心理諮詢，找出原因　(3)休閒活動是浪費金錢與時間的活動　(4)放鬆運動只能放鬆身體，無法消除心裡的緊張。

（　）　11.　下列何者是壓力管理之個人主動因應策略？　(1)問題解決　(2)從問題中分心／否認　(3)休息／休閒　(4)放鬆／瑜伽。

（　　）12.壓力管理的個人策略之主要目的在於　(1)協助個人改變其處境　(2)協助發展人員的信心及訓練技巧　(3)改變壓力來源　(4)協助人員適應壓力的處境。

三、問答題

1. 試說明壓力的定義為何？職場壓力的定義為何？及其可能對個人與組織造成什麼樣的影響？

2. 造成職場壓力的主要成因（壓力風險因子）有哪些？

3. 試分別論述因應工作壓力的個人策略及職場壓力預防的組織措施。

14 職業病預防

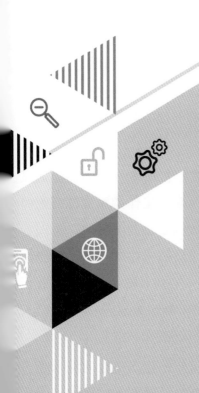

- 瞭解職業病與職業災害之定義
- 認識導致職業病的五類危害因子
- 瞭解危害因子進入人體的途徑
- 設計職業病防治方法
- 學習如何判斷職業病

案例分析

1. 加拿大安大略省一加油站工人於 1975~1995 年在加拿大殼牌石油公司之加油站工作，1994 年發現罹患血癌，因石油中的苯會引起血癌，所以此工人控告殼牌公司並要求賠償，終於在 2000 年 8 月勝訴，但此工人卻於開審前 5 週去世。

2. 美國杜爾食品公司(Dole Food Company)1973~1982 年間，在中美洲香蕉園使用殺蟲劑「內瑪貢」(Nemagon)，減少因蟲害賣相不佳的損失，卻導致蕉園工人出現皮膚潰瘍、不孕及癌症等後遺症。1975 年美國環保單位證實內瑪貢可能致癌，1979 年起禁用。但杜爾食品在 1982 年撤離時，所屬蕉園仍使用內瑪貢。1999 年底，尼加拉瓜產蕉地奇納德加省受害者掀開集體訴訟的序幕。歷經 11 年跨國纏訟，杜爾食品公司與受殺蟲劑毒害的 5,000 餘名中美洲前蕉園工人終於達成庭外和解，賠償總金額高達 4 億美元。

3. 臺灣南部一高爾夫球桿頭製造公司，有六名勞工在 2013 年 5 月時因通風設備換新，更換期間通風設備暫時無法運轉，雖勞工作業過程都有戴口罩，卻因在幾近密閉的空間內清洗球桿，造成過量暴露溴丙烷，短短一週，就有人陸續被診斷有腰麻、走路不穩、下肢肌肉痙攣疼痛等多發性神經病變等症狀，於 2015 年經認定為職業病。勞動部職業安全衛生署表示，這是國內因溴丙烷導致職災的首例，也是「群聚職業病」（同一群人在同一時地暴露在特定危害物質下，出現共同病症）的首例。

　　每個人將來一定有一份賴以維生的工作，可能是建築工地的泥水匠、辦公室的內勤人員，甚至是從事藝術工作的舞蹈家、畫家，但無論從事任何工作，都會遭遇來自工作的危害。泥水匠會有小至水泥的腐蝕皮膚、大至工地崩塌的危害；辦公室內勤人員由於久坐，可能有痔瘡、腰痠背痛的困擾；舞蹈家、運動員可能因運動傷害而黯然提早退休；油漆工人可能因有機溶劑中毒而產生肝炎尚不自知，還大啖保肝丸…。

職業病受到重視是近幾年的事，早期因過度強調經濟發展，而忽略保護工作者身體健康；加以工作者自身觀念認為拿了雇主的酬勞，理應無條件接受工作場所之環境。所幸時代的進步，人權意識的抬頭，如今對於雇主應提供之合理工作環境法令已有明文規定，但端賴硬體的環境，尚不足保護工作者免於受害，必須工作者對危害有所認識，才能對自己健康有更周全的保障。

14.1　職業病的認識

職業傷病一詞分別為職業「傷害」以及職業「疾病」之意。職業傷害是指在執行職務時受到立即性的意外傷害，例如在工作中摔落跌倒即屬之。

職業病乃**指在執行職務時，因暴露於化學性、物理性、生物性、人因性以及其他因子導致身體產生疾病（需經醫師診斷）**。例如礦工之矽肺症、電焊工人之鉛中毒、加油站工人之有機溶劑暴露、噴烤漆作業中有機溶劑引起的肝功能下降、護士的下背痛、石棉作業引起的肺癌、鍋爐間作業引起之中熱衰竭、糖廠工人的蔗渣工人肺等皆屬之。廣義的**職業病**，也可以泛指所有的職業災害。職業安全衛生法中對**職業災害的**定義：因勞動場所之建築物、機械、設備、原料、材料、化學物品、氣體、蒸氣、粉塵等或作業活動及其他職業上原因引起之勞工疾病、傷害、失能或死亡。

根據《職業安全衛生法》規定，事業單位勞工人數在 50 人以上者，雇主應僱用或特約醫護人員，辦理健康管理、職業病預防及健康促進等勞工健康保護事項。工作者一旦發現疑似罹患職業病，得向雇主、主管機關或勞動檢查機構申訴。

14.2 引起職業病的危害因子

導致職業病的危害因子一般可分為五類，分述如下：

一、化學性危害

(一) 粉塵

懸浮於空氣中之固體微粒，分為**可吸入性粉塵**(inspirable dust)與**可呼吸性粉塵**(respirable dust)。可吸入性粉塵是指粒徑小於 100µm 之粉塵，可被人體吸入鼻腔，但不一定能進入氣管。會被吸入氣管者，粉塵粒徑須小於 10µm，即所謂可呼吸性粉塵。以下是不同粒徑的可呼吸性粉塵在呼吸系統分布的情形：

表 14-1　不同粒徑可呼吸性粉塵在呼吸道系統分布情形

粒徑	沉著部位
5~10µm	上呼吸道（氣管）
3~5µm	呼吸道（支氣管）
1~3µm	肺泡
0.1~1µm	少量沉著於肺泡
小於 0.1µm	甚少沉著，幾乎與呼吸之空氣進出

1. 危害

粉塵粒徑不同，危害大小亦不同。一般而言以粒徑小於 10µm 的可呼吸性粉塵危害較大。近年研究發現細懸浮微粒(PM2.5，粒徑 2.5µm)的對人體健康的危害非常大，因為此粒徑的懸浮微粒容易進入肺部深層而造成傷害。

粉塵引起的危害，主要為引起**塵肺症**——泛指由於吸入粉塵而引起的肺部疾病。塵肺症中又以矽肺病最為重要，矽肺病是由於吸入之粉塵含有非結晶型二氧化矽(SiO_2)而導致肺部纖維化失去彈性，此病於礦場時有所聞。

相同粒徑之粉塵其成分不同，危害大小亦不同。一般而言，粉塵含非結晶型二氧化矽成分越高，危害越大。另外，若粉塵中含鐵、鉛等其他物質，也會因其對人體毒性的不同而有不同大小之危害。

2. 職業暴露

作業時會產生粉塵的皆可能引起勞工的暴露，例如各類礦場的礦工、礦石研磨切割、噴砂作業、石棉瓦製造、剎車來令製造等。

(二) 燻煙(fume)

氣態凝結之固體微粒，燻煙主要源於金屬在高溫產生之粒徑非常微小的粒狀物。

1. 危害

會引發呼吸道發炎、氣喘、過敏性肺炎等呼吸道疾病。在暴露當下，會引起**金屬燻煙熱**，其症狀似感冒，有發燒、頭痛、流鼻涕之現象，但離開汙染源後，稍作休息即可恢復。但若暴露劑量過高，亦可能造成死亡。

2. 職業暴露

電焊工人、從事金屬熔煉、鑄模的工人，如鋁活塞的鑄模工人。

(三) 氣體(gas)

物質能藉擴散而均勻分布於所占空間者，於 0℃、大氣壓力 760mm-Hg 情況下，所有氣體 1 莫耳(mol)體積均為 22.4 升。職業安全衛生領域使用的常溫常壓的氣溫條件為 25℃、大氣壓力 760mm-Hg，在此條件下所有氣體 1 莫取(mol)體積均為 24.5 升。

1. 危害

對人體有害的氣體可分為三類：

(1) 單純窒息性氣體：氣體本身不具毒性，如氮、氬、二氧化碳、甲烷等，但它的存在會使氧分壓降低，而導致缺氧環境。

(2) 化學窒息性氣體：當吸入該氣體後，會與人體內某物質發生化學變化，使人體血液失去攜氧能力而產生窒息。如一氧化碳對血紅素之親和力超過氧對血紅素之親和力，故一旦吸入過多一氧化碳，即會窒息死亡。硫化氫(H_2S)與氰化氫(HCN)會抑制細胞色素氧化(Cytochrome Oxidase)，破壞組織和氧的作用。其他化學性窒息氣體尚有三氫化砷(AsH_3)等。

(3) 有毒氣體：氣體對人體具有刺激性或毒性。如氯氣具刺激性，且吸入過多會引起肺水腫；氫氟酸(HF)具強烈刺激性與腐蝕性等。

2. 職業暴露

礦工因坑內過高之氮氣、甲烷而窒息。礦坑、下水道過高之甲烷、二氧化碳可能導致缺氧。

氯常用於人造纖維、紙之漂白、飲水之消毒。此外，其他含有毒氣體之場所，即可能引起危害。

(四) 蒸氣(vapor)

在常態下為液體或固體型態，經揮發、昇華所產生之氣態物稱之。如甲苯蒸氣、碘蒸氣等。物質一旦昇華或揮發成蒸氣，其特性與氣體類似，常溫常壓下（氣溫 25℃、大氣壓力 760mm-Hg），1 莫耳(mol)體積均為 24.5 升。

1. 危害

蒸氣對人體危害的大小，依其本身毒性大小與揮發性的高低而有不同。毒性越大的物質，其蒸氣毒性當然越高。蒸氣壓越高（易揮發），危害越大，因為暴露的機會增加。

如苯會引起血癌、四氯化碳會引起肝炎、汞蒸氣（唯一會揮發的金屬）會引起中樞神經病變等。

2. 職業暴露

職業上蒸氣的最主要暴露來源就是有機溶劑作業，例如噴烤漆作業、塑膠產品、木材夾板黏合等，其工業用途非常廣泛。

(五) 霧滴(mist)

懸浮於空氣中之微小液滴，通常是由機械式噴霧或由氣態凝結而成，如鹽酸(HCl)、硫酸(H_2SO_4)霧滴。

二、物理性危害

物理性危害主要有以下幾種：

(一) 噪音(noise)

只要是令人不悅的聲音，即可稱為噪音。法令規定勞工工作 8 小時的容許標準是不能超過 90 分貝。

(二) 振動(vibration)

振動主要伴隨著噪音發生，產生振動的原因，主要是由於衝擊力、不平衡力摩擦、不穩定氣流、不穩定機械相互作用力所造成。

振動依其振動影響人體部位不同，可分為全身性振動（如卡車司機、飛行員）與局部性振動（如使用電鋸、鑽孔機等）。

全身性的振動會使人出現不適應、消化不良、背痛、頭痛失眠等症狀。局部性振動若是發生在手部，則手部之神經、血管會受到傷害，使得手部血流量減少，伴有痛、麻木與針刺的感覺，且手指有發白現象，稱**白指病**(vibration-induced white finger)。於寒冷環境中使用會產生振動的工具，特別容易罹患白指病，如寒帶鋸木工人。

(三) 輻射(radiation)

包含游離輻射和非游離輻射兩類,詳見**第九章輻射防護**。

(四) 極端溫度（高溫、低溫）與濕度

高溫、高濕的條件下會產生之危害有熱疹、熱衰竭、中暑、熱痙攣、昏厥、熱疲勞。

工作場所中有熱源,都難免讓人暴露於高溫中。如鋼鐵工人、金屬鑄造工人、麵包師、餐廳之廚師等。高溫伴隨之紅外線易引起白內障,如吹玻璃的工人。長期接觸低溫易生凍傷,如冷凍廠工人。

高溫、低溫除對健康危害之外,於工作時,亦容易產生意外。

(五) 電流

除一般電器、機械會產生感電事故外,物料摩擦、金屬表面常會有靜電,也可能導致火災或因驚嚇而生意外。

(六) 異常氣壓

人已適應一大氣壓約 760mm-Hg 之環境,潛水深度每 10 公尺,就會增加一大氣壓的壓力;雖然人類的適應力可克服不同氣壓的環境,但一旦改變得太快,就可能產生危害。

潛水人員或高壓作業人員於高壓作業環境,因浮出水面或減壓太快,以致溶解於體液的氣體產生了氣體氣泡（通常是氮氣）,存於組織和血管中,引起全身不適,即是所謂的**減壓症**（潛水伕病）。其症狀有關節疼痛、皮膚搔癢,有時伴有嘔吐暈眩,若沒有及時處理,可能導致關節壞死,嚴重者恐致命。

臺灣近年地下隧道之開挖如捷運工程,大多採用高壓室內作業,根據調查顯示,民國 84 年臺北捷運板橋線工程期間發生的重大減壓症事件,83 名高壓室內員工中,就有 50 人接受過高壓氧治療（因減壓症）。

(七) 照明

工作性質不同，所需之照明程度亦不同。若照明不良，最常見的健康危害是近視。另外礦工因長期坑內照明不良，會造成眼球震盪症，常伴有頭暈、畏光、頭痛失眠。

照明不良要格外注意的是，極易因視線不良而發生跌倒、碰撞等意外。

三、生物性危害

生物性危害可分三類：

(一) 致病微生物

細菌、病毒、立克次體、黴菌…等，易附著於空氣懸浮的微粒中，因其十分微小，肉眼根本無法看見，若是環境衛生條件不佳，極易孳生而造成傳染。過去，南部就曾發現多起養鴿人因鴿糞引起肺炎的案例。而醫院因病人出入多，其工作人員亦隨時處在高病菌汙染的環境中。臺南成大醫院曾有 2 位醫師診治病人時被針頭扎到手，造成 1 人死亡。民國 92 年的嚴重急性呼吸道症候群(SARS)，全世界包括臺灣，有許多國家的醫護人員受到感染，國內還興起搶購口罩的風潮。2014 年 3 月，原已消聲匿跡的伊波拉病毒於西非爆發，支援的多國醫護人員亦有多人遭到感染。

(二) 寄生蟲

蛔蟲、鉤蟲、蟯蟲等，個人衛生習慣不良與環境衛生條件差時，極易受到感染。如礦工因坑內衛生條件差，加上個人衛生習慣不佳，鉤蟲罹患率很高。近年臺灣大量引進東南亞外勞，外勞的寄生蟲盛行率遠高於本土，不可不慎！

(三) 動植物製品

如鋸木時的木屑、動物毛皮、花粉、蟲蛻等，其危害有引起過敏、氣喘、皮膚搔癢。動物毛皮上之寄生蟲，亦會危害人類。

另外，植物性或動物排泄之粉塵顆粒，常因臺灣之濕氣較高而孳生微生物，一旦人體吸入後，極易引起肺炎。如蔗渣工人肺、養鴿工人肺等。

四、人因性（人體功學）危害

以往對於職業病的預防，只著重於有形之危害因子，而今由於科技的進步，人因工程方面的問題，亦已成為職業病防治的重要一環。

其造成人體傷害的原因有不正常的抬舉、單調重複的工作、不正確的作業姿勢，工具之設計不當等。

五、社會、心理性危害

近年來，國人自殺案件層出不窮，顯示臺灣人目前精神、心理的壓力甚大，其壓力的來源之一，就是工作壓力，在職業衛生危害的防治上，工作壓力的抒解，將是 21 世紀的重要課題。

另一心理性的危害須特別重視的，就是職業災害造成的創傷後壓力症候群，不同於一般工作壓力，此壓力來自因為職業災害的生理創傷之後或是目擊災害發生所產生的心理症候群，工作者在遭逢創傷後，可能發生類似解離狀態(dissociative state)之症狀，包括如麻木感(numbness)、疏離感(detachment)、侷限之注意力、去現實感 (derealization)、去自我感(depersonalization)、解離性失憶(dissociative amnesia)以及對外界覺知(awareness)能力之減弱。此外自律神經過度反應、過度警覺、逃避反應以及創傷經驗之持續等，引起的失眠、焦慮、難以專注、悲觀等都有可能在職業災害後產生。

14.3   危害因子進入人體的途徑

　　除人因性、物理性因子的噪音與心理性工作壓力外，化學性與生物性危害因子進入人體的途徑不外乎食入、吸入、皮膚與眼睛的接觸。

1. **食入**：於作業場所談話、飲食、吸菸或以受汙染的手拿食物，都會由口食入危害物質，再經腸胃消化、吸收。

2. **吸入**：粉塵、蒸氣、氣體、燻煙、霧滴等物質，都會經由鼻孔進入呼吸道。一般而言，同樣的物質被肺部吸入造成的健康危害大於食入，因為物質經肺之吸收率大於胃之吸收，且在人體消化道之黏膜與食物，對人體具保護作用，吸入的途徑則缺乏此機制。

3. **皮膚接觸**：毒性物質經由皮膚進入人體是最易被忽略的一環，許多脂溶性的物質（如有機溶劑中之甲苯、苯、酮類等）會令皮膚表皮脫脂，使皮膚乾澀、乾裂，而產生接觸性皮膚炎或感染細菌。非脂溶性的物質，若是皮膚有傷口，亦可能由傷口侵入人體。

4. **眼睛接觸**：眼睛與口腔相通，所以危害物質可以經由眼淚進入、流入口腔，進入人體。

14.4   職業病防治方法

　　防治職業病的方法很多，但其原則不外乎以下四類：

一、工程控制

　　工程控制屬於工廠保護工作者的第一線，亦即提供一個安全舒適的健康環境。其方法如下：

(一) 取代

作業所需之原料以毒性較低物質取代毒性較高物質，或以危害較低的作業方法取代危害較高的作業方法。如以低毒性的甲苯取代會造成血癌的苯，作為油漆溶劑；以皮帶傳動取代齒輪傳動，以降低噪音。

(二) 密閉

將可能產生危害物質之場所密閉，以免擴散，如水泥之攪拌是在密閉容器內進行。

(三) 工程自動化、機械作業

高危害之場所以自動化處理，人類只要於控制室監控，而避免危害暴露。另外，以機械搬運物品，可免於割挫傷或人體工學危害。

(四) 隔離、遮蔽危害物

將危害物質隔離，使勞工免於受到汙染。將汙染源遮蔽，降低其濃度。如物料噴漆會產生有機溶劑，應另隔離，以免汙染其他作業區。

(五) 濕式作業

很多會產生粉塵、煙霧之作業，可以用水濕潤，以免作業時之汙染，如石材之切割，可以水先濕潤之。

(六) 通風（局部排氣、整體換氣）

良好的通風不但可提供作業者新鮮空氣，亦可降低汙染物之濃度，其方法有局部排氣與整體換氣。

1. **局部排氣**：乃是在汙染源將汙染物捕捉並移走，以免汙染物之擴散。

2. **整體換氣**：乃是在汙染物未到達勞工呼吸帶前，即利用乾淨的空氣將之稀釋，以降低濃度，達到保護勞工的效果。但對於極高度危害之情況，如嚴重急性呼吸道症候群(SARS)，其病患就須在負壓隔離病房，

且其通風系統須完全獨立。對於到底該選用整體換氣或局部排氣，必須依作業性質、條件與法令的規定。

　　法令之〈勞工作業場所容許暴露標準〉對於各類汙染物的濃度，大都有明確規定。

二、行政管理

　　當工程控制無法完全使勞工免於受汙染的危害，就必須以行政管理彌補其不足，以下為行政管理之方法：

1. **減少暴露時間**：對於處在高危害作業的勞工，可縮短其工時。如依〈高溫作業勞工作息標準〉規定高溫作業勞工，一天工作不能超過 6 小時。雇主對於首次從事高溫作業之勞工，應規劃適當之熱適應期間，並採取必要措施，以增加其生理機能調適能力。

2. **輪班制度**：在兼顧經濟利益與勞工健康時，可以輪班方式作業。此方式類似危機均分，以免少數人受高劑量汙染物的暴露，而造成健康損害。

3. **訂定安全衛生工作守則**：明令規定工作時應遵守之規定，勞工有遵守之義務，若不遵守，依職業安全衛生法處新臺幣 3,000 元以下之罰鍰。

4. **標示**：對於危險物與有害物以不同圖形、文字標示之，以提醒勞工之注意。詳見第十五章。

5. **安全資料表**：該表似每人的身分證，毒性物質皆有一張載明其理化性質、對人體危害、急救方法等之安全資料表。若工作場所中有可能產生之危害物質，皆應有安全資料表，且置於工作者方便取得之處。

6. **緊急應變措施**：工廠一旦發生意外，毒性物質極易擴散，不僅危害工作者生命健康，甚至波及附近居民。故平時人員應有急救、意外處理之任務編組，以免意外事態之擴大。

7. **個人良好衛生習慣**：不在工作場所飲食、吸菸，下工後一定清潔沐浴等。

8. **保持廠房的整潔。**

三、防護具的選用

當工程方法、行政手段無法完全消弭危害時，就必須選用適當的防護具。防護具的使用對於健康的保護非常重要，但會帶來工作上的不方便與不舒適，所以很多工作者排斥；雖一再告知其重要性，但很多人只著重死亡、失能等立即性的傷害，而不在乎防護具之重要，殊不知健康正一日日被啃食。選用防護具的原則與適用時機之詳細內容，請見第十二章個人防護具和作業服裝。

四、健康管理

健康管理的手段主要包含體格檢查、特定對象及特定項目之健康檢查、健康檢查、選工、配工等。

1. **體格檢查**：勞工尚未從事該工作前之身體檢查，稱體格檢查，其內容乃是一般性之檢查項目，包含身高、體重、肺活量等，可作為選工、配工等分配工作之參考。

2. **健康檢查**：乃是勞工於工作後所作之身體檢查。檢查內容除一般項目外，主要針對工作場所中之有害物、對健康可能產生的危害特別進行檢查，如鉛作業勞工必須定期做血液檢查，礦工須定期做肺功能、X 光檢查等。

3. **特定對象及特定項目之健康檢查**：指對可能為罹患職業病之高風險群勞工，或基於疑似職業病及本土流行病學調查之需要，經中央主管機關指定公告，要求其雇主對特定勞工施行必要項目之臨時性檢查。

4. **選工、配工**：根據體格檢查的結果，選擇適合的勞工，或分配其適性的工作。健康檢查一旦發現勞工健康出現異樣，應立即處理，勞工應休息治療、調任其他工作或縮短工時，視其嚴重情況而定。

5. **工作壓力之抒解與輔導**：對於員工之工作或家庭引起之焦慮、不安、憂鬱等之壓力，應適時轉介精神科醫師或心理輔導員，切不可輕忽其危害。

14.5　職業病如何判斷

判斷工作者是否罹患職業病，必須符合五個要素：

1. **疾病的證據**：要確立職業病診斷的先決條件，即有「疾病」的存在，判定職業病的第一要素就是要有醫師的疾病診斷。

2. **職業暴露的證據**：工作場所是否存在危害因子，該工作者是否有暴露，此暴露資料的調查蒐集是確立職業病診斷不可或缺的一環，通常以工作現場的訪視評估與現場作業環境監測等方式進行。

3. **符合時序性**：係指從事工作前未有該疾病，從事該工作後，經過適當的時間才發病，或原從事工作時即有該疾病，但從事該工作後，發生明顯的惡化。必須特別注意的是，從暴露危害物質到發病的間隔（誘導期或潛伏期）要合理。

4. **符合人類流行病學已知的證據**：係指經流行病學研究證據顯示該疾病與某項職業上的暴露物質有關，或是某職業的工作項目具有相當強度之相關性。

5. **排除其他可能致病的因素**：除上述考量外，另需考量該疾病非職業的暴露或其他有可能的致病因子，且須合理地排除其他致病因子的可能性，才能判斷疾病的發生是否真的由職業因素所引起。

以上為判斷職業病的基本要素，若要申請相關職業病給付，就必須**依據《職業災害勞工保護法》規定**提出申請。當工作者懷疑患有職業疾病，先至勞動部職業安全衛生署的各區職業傷病防治中心看診，經職業醫學科醫師診斷為職業病，取得證明後，即可向勞工保險機關提出申請。若勞工保險機關駁回而**勞工或雇主對於職業疾病診斷有異議時**，得檢附職業疾病診斷書、既往作業之經歷、職業暴露資料、勞工體格及健康檢查紀錄、病歷、生活史及家族病史等資料，向直轄市、縣（市）主管機關申請「認定」。若縣（市）主管機關對於職業疾病認定有困難或勞工、雇主對於縣（市）主管機關認定職業疾病之結果有異議，或勞工保險機構於審定職業疾病認有必要時，得檢附有關資料，向中央主管機關申請「鑑定」。

職業病鑑定的流程如下：1.申請案件、2.資料蒐集與現場調查、3.委員書面審查、4.鑑定委員會議、5.函覆鑑定結果。如果第一次書面審查未達相同意見者 3/4 之人數時，則送第二次書面審查；第二次書面審查未達相同意見者 2/3 之人數時，則召開鑑定委員會進行審查。

萬一，**勞工離職退保之後才診斷出職業病**，應備下列文件向相關單位提出申請：1.離職前擔任工作之性質、內容、期間及暴露於何種作業環境或有害物等作業經歷報告。2.職業病診斷書。3.過去工作期間之工作環境檢測資料。但原事業單位已關廠歇業，無法提出者，應檢附一年以上相關疾病之就醫紀錄及健康檢查資料，必要時提供相關病理切片報告。離職退保者容易忽略自我權益，應得注意。

14.6	結　語

　　過去國內曾經發生一件醫療大烏龍事件，十幾個中學學生因食物中毒住進醫院，卻被醫院不明就裡地全部依盲腸炎將其盲腸一一割除。

　　此一荒唐事件令人匪夷所思，更被人引為笑談，事實上卻有更多此類事件，在我們周遭不斷發生。如有機溶劑引起的肝功能下降，只以一句「肝不好」而大肆藥補、食補；鉛中毒引起的腹痛，只以割盲腸了事；接觸性的皮膚炎，還以為是患了富貴手；罹患金屬燻煙熱還暢飲感冒糖漿等。

　　職業病易被輕忽的主要原因，在於其症狀與一般非職業性疾病類似。故一旦身體不舒服，千萬別自己判斷，亂買「頭痛醫頭、腳痛醫腳」的電視廣告藥來吃，應向工作場所的特約醫師或安全衛生管理人員諮詢，或至醫院之職業病特別門診（如臺大、高醫、榮總、成大…等醫院）就醫，才能保護自己的健康。

※ 特論

(一) 鉛的危害

　　2015 年 10 月媒體披露臺灣有 3.6 萬戶還在使用老舊的鉛製自來水管，一時舉國譁然，究竟鉛對人體有什麼危害使民眾如此恐慌？

　　人類使用鉛的歷史相當早，遠在羅馬時代，歷史學家即發現羅馬人用鉛製容器釀酒，甚至有人大膽假設，羅馬帝國的滅亡與鉛中毒有關，因為羅馬人嗜酒，而酒中含了鉛容器溶出的鉛。

　　「捐血一袋，救人一命」，許多國人有定期捐血助人的習慣，然而過去醫療單位曾發現一鉛含量過高的血袋，此血為某鉛作業勞工所捐，該名勞工自開始捐血後已累積捐血 35 次，每次 2 袋。此一事件引起該段期間曾接受輸血者的恐慌。而根據衛生福利部之國人血中鉛值通報系統，發現國內鉛作業的勞工，血中鉛值偏高的比例高達一成。

　　鉛到底對人有哪些傷害，竟引起這麼大的恐慌？以下就依不同系統，分別說明：

1. **神經系統**：若是兒童時期的暴露，其智力發展受影響較大，甚至造成智能障礙、腦性麻痺、神經萎縮。若是成年人的暴露，所造成的神經病變，會出現肌肉無力、顫抖、腕垂、麻痺等症狀。

2. **消化系統**：腹痛、便秘或下痢。

3. **生殖系統**：會導致男女不孕、精蟲活動力下降、流產、死產等。

4. **血液系統**：造成低血色素貧血。

5. **泌尿系統**：腎的病變。

　　鉛就像大多數的致病原，除非一次大量的急性暴露，產生立即而明顯的危害，大家才會去注意，否則對於危害的警覺性，一概視而不見，殊不知這些危害，正日漸蠶食我們的健康，而其危害的層面，幾乎是全面性的。每年的職災傷亡所造成的損失，相對於不會造成立即傷亡的職業病，其所造成的損失，恐怕只如冰山一角。

(二) 動動腦

1. 西元 1970 年 10 月，臺灣某工廠的 3 名工人，在廠內某一儲槽內以乙炔切換鋼管，當晚即感不適住進醫院，翌日 1 人死亡。此 1 死 2 傷之意外，鑑定結果乃因急性鎘中毒造成，請問造成中毒的鎘燻煙因何產生？

2. 西元 1977 年，美國一男性農藥工人，生了第一個小孩後，太太一直無法懷第二胎。至醫院檢查發覺精液中沒有精子，但第一個小孩經過檢驗，千真萬確是出於該工人，但其精液中也確實一隻精蟲都不存，你有合理的解釋嗎？

3. 西元 1994 年 8 月，臺灣某計程車司機與一妙齡女郎雙雙陳屍於其計程車內，死時一絲不掛，死狀甚為安詳，且汽車仍在發動中。經警方判定

並無他殺嫌疑，而是一氧化碳中毒。此時除了發動的車子外，其他的電器設備開關都是關閉的（包括瓦斯），那一氧化碳是從何而來？

4. 西元 2011 年國內某醫學權威醫師帶兒子與朋友至知名涮羊肉火鍋店用餐，該店火鍋採傳統炭燒銅鍋，卻因包廂抽風機故障，導致其中 5 人一氧化碳中毒送醫。此 5 人事後求償 1,300 多萬元，臺北地院判 5 人共可獲賠 740 萬餘元。請問該店已經營業多年，為何以前沒有發生過一氧化碳中毒之意外？

動動腦解答

1. 以乙炔切鋼管之高溫產生金屬燻煙。

2. 農藥含有殺精子的物質。

3. 計程車為開冷氣而發動汽油引擎，燃料在通風不良場所燃燒不完全產生一氧化碳。

4. 火鍋店採傳統炭燒或瓦斯爐，容易因中央空調供氧不足而產生一氧化碳中毒，先前之所以沒發生事故，可能原因有：(1)客人只是輕微中毒即離店。(2)同時間客人尚未達危險上限。(3)客人進出頻繁，即時補充新鮮空氣。

☑ **《本章重點摘要》**

1. 職業病的定義：

   乃指在執行職務時，因暴露於化學性、物理性、生物性、人因性、社會心理性以及其他因子導致身體產生疾病。

2. 導致職業病的危害因子共五類：

   (1) 化學性危害：粉塵、燻煙、氣體、蒸氣、霧滴。

   (2) 物理性危害：噪音、振動、輻射、極端溫度與濕度、電流、異常氣壓、照明。

   (3) 生物性危害：致病微生物、寄生蟲、動植物製品。

   (4) 人因性危害。

   (5) 社會、心理性危害：工作壓力造成之失眠、躁鬱、緊張、焦慮等。

3. 危害因子進入人體途徑：

   食入、吸入、皮膚接觸、眼睛接觸。

4. 職業病防治方法：

   (1) 工程控制：取代、密閉、工程自動化、機械作業、隔離、濕式作業、通風。

   (2) 行政管理：減少暴露時間、輪班制度、訂定安全衛生守則、標示、安全資料表、個人良好衛生習慣、使用防護具。

   (3) 防護具的選用。

   (4) 健康管理：體格檢查、健康檢查、特定對象及特定項目之健康檢查、選工、配工。

☑《習題》

一、是非題

( ) 1. 無論粉塵粒徑的大小，其對人體的危害皆相同。

( ) 2. 金屬燻煙熱的治療方式與治療感冒相似。

( ) 3. 吸入過多一氧化碳會導致窒息。

( ) 4. 白指症是由於暴露噪音所引起。

( ) 5. 於潛水作業中，若浮出水面太快會引起潛水伕症。

( ) 6. 由皮膚進入人體的毒性性質，其危害甚小，可以忽視之。

( ) 7. 在切割大理石前，應先噴水，以免產生粉塵。

( ) 8. 對於危險物與有害物應有提醒注意的標示。

( ) 9. 每種毒性物質皆應有一份安全資料表。

( ) 10. 勞工應定期做健康檢查。

( ) 11. 工作心理壓力亦屬於工作危害之一。

( ) 12. 地下作業可能罹患減壓症。

二、選擇題

( ) 1. 振動產生之職業病為 (1)減壓症 (2)白指病 (3)肺癌 (4)以上皆有可能。

( ) 2. 捷運地下工程人員容易罹患 (1)白內障 (2)肺癌 (3)減壓症 (4)肝癌。

( ) 3. 工作場所的危害種類有 (1)物理性危害 (2)化學性危害 (3)生物性危害 (4)以上皆是。

( ) 4. 如何降低工作場所之危害？ (1)減少暴露時間 (2)訂定工作守則 (3)標示 (4)以上皆是。

三、問答題

1. 職業病之定義。

2. 導致職業病的危害因子有哪些？

3. 危害因子進入人體之途徑有哪些？

4. 如何防治職業病？

15 職業安全衛生標示與顏色

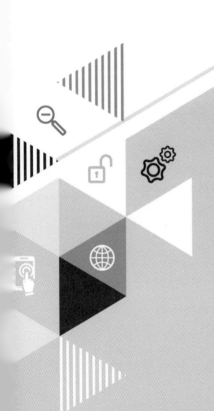

- 認識職業安全衛生標示的性質與種類
- 瞭解職業安全衛生標示的內容要素
- 分辨各顏色在職業安全衛生標示上所代表之意義
- 熟悉職業安全衛生標示之設置原則與注意事項

當你上超級市場買東西時，你會看它的日期標示，以免買了過期食品吃壞了肚子。當你行駛在高速公路上，你會注意各種交通號誌的標示，以免違規而受罰。

我們在日常生活中，注意各項標示，目的在保障我們的安全健康。工作場所中充滿各種危害因子，如果沒有透過各種標示的說明，工作人員就如同置身重重危機中，完全無法預知何時會遇到什麼危害或產生什麼樣的突發狀況，如此一來我們的生命、財產與健康，將無法獲得保障。

所以在工作場所中各種危害因子的標示、注意事項的提醒、危險的警告，對於保障工作人員之身體、財產之安全健康有絕對的必要性。

15.1　職業安全衛生標示的種類與規定

有些場所不適合使用太多的文字說明時，職業安全衛生標示可簡單明確地提醒作業人員應該注意的安全衛生事項。

依照「職業安全衛生標示設置準則」規定，所謂的安全衛生標示（以下簡稱標示），其用途、種類及告知事項如下：

一、標示種類

(一) 防止危害

1. **禁止標示**：嚴格管制有發生危險之虞之行為，包括禁止煙火、禁止攀越、禁止通行等。

2. **警告標示**：警告既存之危險或有害狀況，包括高壓電、墜落、高熱、輻射等危險。

3. 注意標示：提醒避免相對於人員行為而發生之危害，包括當心地面、注意頭頂等。

(二) 一般說明或提示

1. 用途或處所之標示，包括反應塔、鍋爐房、安全門、伐木區、急救箱、急救站、救護車、診所、消防栓、機房等。

2. 操作或儀控之標示，包括有一定順序之機具操作方法、儀表控制盤之說明、安全管控方法等。

3. 說明性質之標示，包括工作場所各種行動方向、管制信號意義等。

二、有關標示的相關規定

(一) 有關標示之形狀規定

1. 圓形：用於禁止。

2. 尖端向上之正三角形：用於警告。

3. 尖端向下之正三角形：用於注意。

4. 正方形或長方形：用於一般說明或提示。

(二) 其他有關標示設置的規定

　　標示應依設置之永久性或暫時性，採固定式或移動式，並應依下列規定設置：

1. 大小及位置力求明顯易見，安裝穩妥。

2. 材質堅固耐久，並適當處理所有尖角銳邊，以免危險。

(三) 標示應力求簡明，並以文字及圖案併用。文字以中文為主，不得採用難以辨識之字體。

　　標示之文字書寫方式如下：

1. **直式**：由上而下，由右而左。

2. **橫式**：由左而右。但有箭號指示方向者，依箭號方向。

(四) 標示之顏色，應依國家標準CNS9328安全用顏色通則之規定，其底色、外廓、文字及圖案之用色，應力求對照顯明，以利識別。

15.2　標示的意義與內容要素

　　標示的定義：以文字、圖案、符號、顏色、外形等依一定規則組成之設置，以指示人員應遵守之條件。而職業安全衛生標示，即是將標示應用於作業上，以使工作人員遵循。

　　標示之內容要素主要包括四部分：

1. **文字**：用以說明要傳達的訊息。如「閒人勿進」、「禁止吸菸」、「No Smoking」。

2. **外形**：不同的外形，代表不同的意義。一般常用之外形及代表意義如下：

   (1) **正方形或長方形**：用於一般說明及提示性之標示。

   (2) **圓形**：用於禁止之標示。見附圖範例。

   (3) **尖端向上之正三角形**：用於警告之標示。見附圖範例。

   (4) **尖端向下之正三角形**：用於注意之標示。見附圖範例。

3. **圖案或符號**：圖案或符號乃使觀看者一看便可瞭解，即使是尚未看到文字也能明白，所以圖案和符號，常應用於標示之中。

4. **顏色**：不同顏色表示的意義、標示的設備皆不相同，本章將於第 4 節討論。

15.3　危險物與有害物之標示

一、標示的規定

　　雇主對裝有危害性化學品之容器，應依規定之分類及危害圖式，參照法規中之格式明顯標示下列事項，所用文字以中文為主，必要時輔以作業勞工所能瞭解之外文：

1. 危害圖式。

2. 內容
   (1) 名稱。
   (2) 危害成分。
   (3) 警示語。
   (4) 危害警告訊息。
   (5) 危害防範措施。
   (6) 製造者、輸入者或供應者之名稱、地址及電話。

　　上述容器內之危害性化學品為混合物者，其應標示之危害成分指混合物之危害性中符合國家標準 CNS15030 分類，具有物理性危害或健康危害之所有危害物質成分。

　　雇主對於危害性化學品是混合物者，應依其混合後之危害性予以標示。

　　而危害性之認定方式如下：

1. 混合物已作整體測試者，依整體測試結果。

2. 混合物未作整體測試者，其健康危害性，除有科學資料佐證外，應依國家標準 CNS15030 分類之混合物分類標準，對於燃燒、爆炸及反應性等物理性危害，使用有科學根據之資料評估。

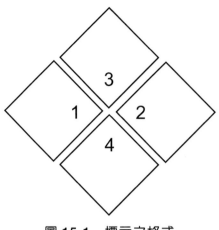

圖 15-1　標示之格式

註：1. 圖式請依附圖之規定。
　　2. 有二種以上圖式時，請按阿拉伯數字排列之。

二、危害性化學品免標示的條件

　　依據危害性化學品標示及通識規則規定，申請免標示必須符合某些要件，製造者、輸入者或供應者為維護國家安全或商品營業秘密之必要，而保留揭示安全資料表中之危害性化學品成分之名稱、化學文摘社登記號碼、含量或製造者、輸入者或供應者名稱時，應檢附下列文件，向中央主管機關申請核定：

1. 認定為國家安全或商品營業秘密之證明。

2. 為保護國家安全或商品營業秘密所採取之對策。

3. 對申請者及其競爭者之經濟利益評估。

4. 該商品中危害性化學品成分之危害性分類說明及證明。

　　申請者取得前項安全資料表中之保留揭示核定後，經查核有資料不實或未依核定事項辦理者，中央主管機關得撤銷或廢止其核定。

　　但若以下情況仍不得申請保留安全資料表內容之揭示：

1. 勞工作業場所容許暴露標準所列之化學物質。

2. 屬於國家標準 CNS15030 分類之下列級別者：

　　(1) 急毒性物質第一級、第二級或第三級。

　　(2) 腐蝕或刺激皮膚物質第一級。

　　(3) 嚴重損傷或刺激眼睛物質第一級。

　　(4) 呼吸道或皮膚過敏物質。

　　(5) 生殖細胞致突變性物質。

　　(6) 致癌物質。

　　(7) 生殖毒性物質。

　　(8) 特定標的器官系統毒性物質－單一暴露第一級。

　　(9) 特定標的器官系統毒性物質－重複暴露第一級。

3. 其他經中央主管機關指定公告者。

三、其他相關規定

　　對裝有危害性化學品之船舶、航空器或運送車輛之標示，應依交通法規有關運輸之規定辦理。對放射性物質、國家標準 CNS15030 分類之環境危害性化學品之標示，應依游離輻射及環境保護相關法規規定辦理。對農藥及環境用藥等危害性化學品之標示，應依農藥及環境用藥相關法規規定辦理。

15.4 化學品分類及標示全球調和制度

化學品是現代生活不可或缺的物質與產品；然而，卻也帶來健康與環境的危害，因此世界各國對於化學物質的危害防範，都投入相當大的心力，希望能夠將各種危害降到最低。

鑒於化學品的種類繁多，全球貿易活動頻繁，從其生產到最終處理的過程，也都可能發生危害，為了確保使用化學物質的安全性，制定一個世界通用的分類與標示制度，以確定使用、運輸和處置的安全性，絕對有其必要性。因此，2002 年 12 月聯合國完成制定**化學品分類及標示全球調和制度**（Globally Harmonized System of Classification and Labelling of Chemicals，簡稱 GHS），2003 年 7 月經聯合國經濟社會委員會議正式採用 GHS，並請各國政府於 2008 年前通過立法實施 GHS，希望透過全世界一致的標示與分類系統制度，建立必要的管控化學品暴露與環境保護的基礎制度。

其方法就是調和（調和的精神，涵義為將原本對勞工、消費者、社會大眾和環境提供的保護措施整合，且不得因調合分類和標示制度的執行，而降低相關保護措施）。現行的制度以制定單一的、全球調和的制度，來處理化學品的分類、標示和安全資料表，其目的主要有以下幾點：

1. 提供一種國際瞭解的危害通識制度，提高對人類健康和環境的保護。

2. 為尚未制定危害通識制度的國家提供一個公認的架構。

3. 減少測試和評估化學品的必要性。

4. 對國際上已有適當評估及確認危害之化學品，促進其國際貿易。

GHS 將危害分類成物理性危害、健康及環境健康危害，其標示範例如下：

苯(Benzene)

危 險

危害成分：苯

危害警告訊息：

　　　　高度易燃液體和蒸氣

　　　　吞食有害

　　　　造成皮膚刺激

　　　　造成眼睛刺激

　　　　可能造成遺傳性缺陷

　　　　可能致癌

　　　　懷疑對生育能力或胎兒造成傷害

　　　　長期暴露會損害神經系統

　　　　對水生生物有害

　　　　如果吞食並進入呼吸道可能致命

危害防範措施：

　　　　緊蓋容器

　　　　置容器於通風良好的地方

　　　　遠離引燃品－禁止抽菸

　　　　若與眼睛接觸，立刻以大量的水洗滌後洽詢醫療

　　　　衣服一經汙染，立即脫掉

　　　　勿倒入排水溝

　　　　若覺得不適，則洽詢醫療（出示醫療人員此標籤）

　　　　避免暴露於此物質－需經特殊指示使用

製造商或供應商：(1) 名　稱：

　　　　　　　　(2) 地　址：

　　　　　　　　(3) 電　話：

　　　※更詳細的資料，請參考物質安全資料表

圖 15-2　危害物質的標示

15.5　顏色代表的意義與設置之處所

　　標示的內容要素之一為顏色，各顏色各有其所代表之意義。其源起乃是由於國際標準化組織建議其會員國，採取一致原則使用於各職業用標示顏色，因而目前各國對顏色在標示之意義與使用的處所，大致相同。

　　以下列舉各職業用標示顏色所代表之意義與適用之處所：

(一) 紅色

1. 危險或禁止之指示。
2. 消防設備與器具的指示。
3. 表示控制機具緊急停止之樞紐。如消防栓、滅火器之標示、禁菸的標示等。

(二) 橙色

1. 使用於可能發生立即災害、傷害之處。
2. 表示有立即的危險，如割傷、軋傷、電擊之危險。
3. 如爆炸物之標示。

(三) 黃色

1. 使用於該注意之場所，如具有衝撞、墜落、跌倒等危險之虞的場所。
2. 高度易爆、易燃物之標示，或在其容器漆上一條黃色環。
3. 營建機具的外表。
4. 表示注意警告之意。如坑井的邊線、通道上之防柵。

(四) 綠色

1. 使用於無危險及衛生有關之處。

2. 意指安全之情況。

3. 衛生和救護設備之標示，如逃生門、急救箱之標示。

(五) 藍色

1. 使用於小心留意之處所，禁止他人開動、使用或移動正在修理中之設備。

2. 用於控制的樞紐。

3. 提醒注意。

(六) 紫色

1. 為表示具有放射性危險之基本顏色。

2. 使用的處所為有放射線危險之虞的場所。

(七) 白色

1. 使用處所通道寬度、位置、盡頭、方向指示等。

2. 內務整理用。常作為紅色、藍色等醒目之輔助顏色。

(八) 黑色

1. 使用處所：方向標示之箭頭、標幟之斑紋、文字。

2. 主要用於文字、記號、箭頭顏色。亦常作為橙色、黃色、白色等醒目顏色之輔助顏色。

15.6　標示的設置原則

(一) 對於不同嚴重程度的危險危害，所使用的標示種類亦不同，其選擇原則如下：

1. 不具危險之說明性標示：使用指示標示。

2. 有立即的、致命的危險情況：使用禁止的標示。

3. 危險發生的機率和嚴重程度屬中等程度：使用警告標示。

4. 僅為一種可能的輕度危害：使用注意標示。

(二) 設置安全衛生標示時，其原則與注意事項如下：

1. 統一性之必要：工作人員甚多，且流動性大，為使人人皆能識別標示，標示之統一性為一必要條件。如：
   (1) 圓形表示禁止。
   (2) 三角形表示警告。
   (3) 矩形表示說明或指示。
   (4) 危險物與有害物則以直立 45 度角之正方形表示。

2. 設立位置應力求醒目，其材質應堅固耐久，安裝必須穩妥，所有尖角銳邊應予適當處理，以免發生危險。

3. 標示內容應力求簡易，以文字、圖案並用為主。文字書寫方式須一致，直式則自上而下、自右而左；橫式自左而右。

4. 不得採用難以分辨和理解之字體。

5. 標示使用之顏色，應依照國家標準(CNSI1306Z23)工業安全顏色規章之規定。

6. 標示使用之顏色、外形、圖案應求對照鮮明。

7. 標示之距離要考慮一般工作人員之可視距離、反應時間與動作速度。

8. 標示意義解說，應列為安全教育之一課程，特別是新進員工，必定加強教育之。

15.7　管系的識別

在許多工廠中充滿各種配管，配管中載流著各種物質，若沒有適當標示，則可能誤觸，或於意外緊急處理時不知做何防護，而導致意外之發生，故管系之標示亦不可輕忽。

管系標示之方法如下：

1. 以牌或帶繫於管上標示之，標示應接近閥、接頭、隔牆等必要之位置。

2. 依不同載流物質，在管系漆上不同顏色，其顏色識別應依中華民國國家標準「九三二九」管系識別規定辦理。

以下為各物質種類與識別管系顏色。

表 15-1　管系顏色的表示

管系載流物質	管系顏色
水	藍色
蒸氣	紅色
空氣	黃色
酸鹼	紫灰色
油	橙色

　　由於目前工業管線複雜，標示顏色已經不敷使用且執行困難，為使事業單位管系標示能有效管理，所以目前使用管系之使用牌、顏色、記號標示，已經沒有強制規定須依照國家標準「九三二九」管系識別辦理。

15.8　　結　語

　　安全衛生標示，對於事故災害防止有其重要性，絕不可輕忽。因為在沒有標示之場所工作，就有如置身滿布陷阱的叢林中，隨時有危險發生的可能。

　　有了標示，則可預知危害的情況，以利作最佳的安全防範措施。附圖為各種標示的範例。

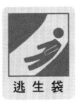

圖 15-3　夜光性指示標誌

表 15-2 危害性化學品之分類、標示要項[註1]

危害性化學品分類			標準要項	
物理性危害	爆炸物	不穩定爆炸物	危險	不穩定爆炸物
		1.1 組 有整體爆炸危險之物質或物品。	危險	爆炸物：整體爆炸危害
		1.2 組 有拋射危險，但無整體爆炸危險之物質或物品。	危險	爆炸物：嚴重拋射危害
		1.3 組 會引起火災，並有輕微爆炸或拋射危險但無整體爆炸危險之物質或物品。	危險	爆炸物：引火、爆炸或拋射危害

註 1： 依 CNS15030 化學品分類及標示系統標準之規定辦理。(各危害性依 CNS15030-1 至 CNS15030-26 標準分類及標示辦理)

![圖示] 表 15-2　危害性化學品之分類、標示要項（續）

危害性化學品分類			標準要項		
物理性危害	爆炸物	1.4 組 無重大危險之物質或物品。		警告	引火或拋射危害
		1.5 組 很不敏感，但有整體爆炸危險之物質或物品。	1.5 （背景橘色）	危險	可能在火中整體爆炸
		1.6 組 極不敏感，且無整體爆炸危險之物質或物品。	1.6 （背景橘色）	無	無
	易燃氣體	第 1 級		危險	極度易燃氣體
		第 2 級	無	警告	易燃氣體
	易燃氣膠	第 1 級		危險	極度易燃氣膠
		第 2 級		警告	易燃氣膠

✗▷ 表 15-2　危害性化學品之分類、標示要項（續）

危害性化學品分類			標準要項	
氧化性氣體	第 1 級		危險	可能導致或加劇燃燒；氧化劑
物理性危害 加壓氣體	壓縮氣體		警告	內含加壓氣體；遇熱可能爆炸
	液化氣體		警告	內含加壓氣體；遇熱可能爆炸
	冷凍液化氣體		警告	內含冷凍氣體；可能造成低溫灼傷或損害
	溶解氣體		警告	內含加壓氣體；遇熱可能爆炸
易燃液體	第 1 級		危險	極度易燃液體和蒸氣

📱 表 15-2　危害性化學品之分類、標示要項（續）

危害性化學品分類			標準要項		
物理性危害	易燃液體	第 2 級		危險	高度易燃液體和蒸氣
		第 3 級		警告	易燃液體和蒸氣
		第 4 級	無	警告	可燃液體
	易燃固體	第 1 級		危險	易燃固體
		第 2 級		警告	易燃固體

表 15-2　危害物質之分類、標示要項（續）

危害物質分類			標準要項	
物理性危害	自反應物質	A 型	危險	遇熱可能爆炸
		B 型	危險	遇熱可能起火或大爆炸
		C 型和 D 型	危險	遇熱可能起火
		E 型和 F 型	警告	遇熱可能起火
		G 型	無	無

表 15-2　危害物質之分類、標示要項（續）

危害物質分類			標準要項		
物理性危害	發火性液體	第 1 級		危險	暴露在空氣中會自燃
	發火性固體	第 1 級		危險	暴露在空氣中會自燃
	自熱物質	第 1 級		危險	自熱；可能燃燒
		第 2 級		警告	量大時可自熱；可能燃燒
	禁水性物質	第 1 級		危險	遇水放出可能自燃的易燃氣體
		第 2 級		危險	遇水放出易燃氣體

表 15-2　危害物質之分類、標示要項（續）

危害物質分類			標準要項		
物理性危害	禁水性物質	第 3 級		警告	遇水放出易燃氣體
	氧化性液體	第 1 級		危險	可能引起燃燒或爆炸；強氧化劑
		第 2 級		危險	可能加劇燃燒；氧化劑
		第 3 級		警告	可能加劇燃燒；氧化劑
	氧化性固體	第 1 級		危險	可能引起燃燒或爆炸；強氧化劑
		第 2 級		危險	可能加劇燃燒；氧化劑

📖 表 15-2 　危害物質之分類、標示要項（續）

危害物質分類			標準要項		
物理性危害	氧化性固體	第 3 級		警告	可能加劇燃燒；氧化劑
	有機過氧化物	A 型		危險	遇熱可能爆炸
		B 型		危險	遇熱可能起火或爆炸
		C 型和 D 型		危險	遇熱可能起火
		E 型和 F 型		警告	遇熱可能起火
		G 型	無	無	無

表 15-2　危害物質之分類、標示要項（續）

危害物質分類			標準要項	
物理性危害	金屬腐蝕物	第 1 級	警告	可能腐蝕金屬
健康危害	急毒性物質：吞食	第 1 級	危險	吞食致命
		第 2 級	危險	吞食致命
		第 3 級	危險	吞食有毒
		第 4 級	警告	吞食有害
		第 5 級　無	警告	吞食可能有害
	急毒性物質：皮膚	第 1 級	危險	皮膚接觸致命

🏃➡️ 表 15-2　危害物質之分類、標示要項（續）

危害物質分類			標準要項		
健康危害	急毒性物質：皮膚	第2級	☠️	危險	皮膚接觸致命
		第3級	☠️	危險	皮膚接觸有毒
		第4級	❗	警告	皮膚接觸有害
		第5級	無	警告	皮膚接觸可能有害
	急毒性物質：吸入	第1級	☠️	危險	吸入致命
		第2級	☠️	危險	吸入致命
		第3級	☠️	危險	吸入有毒

表 15-2　危害物質之分類、標示要項（續）

危害物質分類			標準要項		
健康危害	急毒性物質：吸入	第 4 級		警告	吸入有害
		第 5 級	無	警告	吸入可能有害
	腐蝕／刺激皮膚物質	第 1A 級		危險	造成嚴重皮膚灼傷和眼睛損傷
		第 1B 級			
		第 1C 級			
		第 2 級		警告	造成皮膚刺激
		第 3 級	無	警告	造成輕微皮膚刺激
	嚴重損傷／刺激眼睛物質	第 1 級		危險	造成嚴重眼睛損傷
		第 2A 級		警告	造成眼睛刺激
		第 2B 級	無	警告	造成眼睛刺激

表 15-2 危害物質之分類、標示要項（續）

危害物質分類			標準要項		
健康危害	呼吸道過敏物質	第 1 級		危險	吸入可能導致過敏或哮喘病症狀或呼吸困難
	皮膚過敏物質	第 1 級		警告	可能造成皮膚過敏
	生殖細胞致突變性物質	第 1A 級		危險	可能造成遺傳性缺陷
		第 1B 級			
		第 2 級		警告	懷疑造成遺傳性缺陷
	致癌物質	第 1A 級		危險	可能致癌
		第 1B 級			
		第 2 級		警告	懷疑致癌

表 15-2　危害物質之分類、標示要項（續）

危害物質分類			標準要項		
健康危害	生殖毒性物質	第 1A 級		危險	可能對生育能力或對胎兒造成傷害
		第 1B 級			
		第 2 級		警告	懷疑對生育能力或對胎兒造成傷害
		影響哺乳期或透過哺乳期產生影響的附加級別	無	無	可能對母乳餵養的兒童造成傷害
	特定標的器官系統毒性物質：單一暴露	第 1 級		危險	會對器官造成傷害
		第 2 級		警告	可能會對器官造成傷害
		第 3 級		警告	可能造成呼吸道刺激或者可能造成困倦或暈眩

🏃 表 15-2　危害物質之分類、標示要項（續）

危害物質分類			標準要項		
健康危害	特定標的器官系統毒性物質：重複暴露	第 1 級		危險	長期或重複暴露會對器官造成傷害
		第 2 級		警告	長期或重複暴露可能對器官造成傷害
	吸入性危害物質	第 1 級		危險	如果吞食並進入呼吸道可能致命
		第 2 級		警告	如果吞食並進入呼吸道可能有害

圖 15-4　有害事業廢棄物特性標示

圖 15-5　毒性化學物質列管標誌及特性標誌

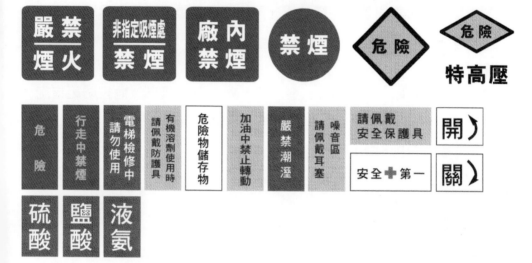

圖 15-6　安全衛生品質管制標示

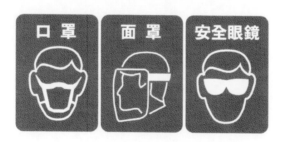

圖 15-7　儲放工具護具指示標誌

☑《本章重點摘要》

SUMMARY

1. 標示的種類：說明提示的標示、禁止標示、警告標示、注意標示。

2. 標示之內容要素：文字、外形、圖案符號、顏色。

3. 各標示顏色代表的意義：紅、橙、黃⋯等標示顏色適用之處所。

4. 危害物質之標示事項。

   (1) 圖示。

   (2) 內容：名稱、危害成分、警示語、危害警告訊息、危害防範措施、製造者、輸入者或供應者之名稱、地址及電話。

5. 標示的設置原則與注意事項。

☑ 《習題》

一、是非題

( ) 1. 職業安全衛生標示的外形，越多變越好。

( ) 2. 標示同一性質，其顏色標示最好一致。

( ) 3. 危險或禁止之標示顏色，通常以紅色表示。

( ) 4. 逃生門、急救箱最好以紅色表示。

( ) 5. 有立即致命危險的情況，以提示標示為之。

( ) 6. 職業安全衛生之標示原則，應力求統一。

( ) 7. 載流物質之配管，亦應標示以區辨。

( ) 8. 標示之文字，以變化的藝術字最佳。

( ) 9. 危險物與有害物之標示外形，是直立 45 度角。

二、選擇題

( ) 1. 禁止的標示用　(1)長方形　(2)圓形　(3)三角形　(4)以上皆可。

( ) 2. 危險禁止之標示應用　(1)綠色　(2)紅色　(3)黃色　(4)橙色。

( ) 3. 逃生門之標示應用　(1)紅色　(2)綠色　(3)黃色　(4)黑色。

( ) 4. 標示的內容應包含　(1)名稱　(2)主要成分　(3)警告訊息　(4)以上皆是。

( ) 5. 下列何種情況不能申請保留安全資料表？　(1)呼吸道或皮膚過敏物質　(2)生殖細胞致突變性物質　(3)致癌物質　(4)以上皆是。

三、問答題

1. 標示的種類有哪些？

2. 職業用標示常用的顏色有哪些？各代表何意義？

3. 危害物質之標示內容為何？

4. 標示之設計原則為何？

5. 試列舉不得申請保留安全資料表的 5 種情況。

16 建立安全衛生工作環境

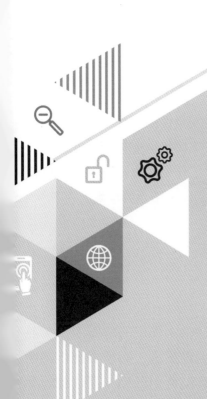

- 瞭解建立安全衛生工作環境之重要性
- 明白作業環境監測之意義與目的
- 設計良好溫濕、照明採光之環境

近年因為不滿工廠的汙染環境，民眾圍廠抗爭的風波不斷，許多高汙染性的工廠被迫遷廠，甚至停工。住在工廠附近的居民尚且無法忍受的汙染，試想每天得在汙染源下工作的工作者，他們所受的身心健康危害更何以堪？

環境衛生與職業衛生只一線之隔，區隔的這條線就是工廠的圍牆，廠外屬於環境衛生的範疇；廠內則屬於職業衛生的部分。廠外的環境保護，今已蔚為世界趨勢，所以廠內建立良好衛生的工作環境，保障勞工安全與健康，不僅是時代潮流，亦是成為先進國家與產業升級必備條件之一。

根據臺灣職災統計，民國 104 年度的職業災害造成之死亡人數高達 622 人，這意味著一年裡有 600 多個家庭失去親人與經濟支柱。若以件數計，108 年總共有 1,896,490 件，請領勞保金額高達 68 億元。

如何降低職災、減少職業病的損失，為職業安全衛生工作最重要一環，而良好的安全衛生環境，則為降低職災與防治職業病的重要措施。建立良好工作環境，在其他章節已討論很多，故以下僅就工作場所之通風、溫濕度條件、照明、衛生設施等方面，來討論如何建立一個安全衛生的環境。

16.1　作業環境管理

工作場所充滿各種危害因子，為了認知和評估工作中的危害因子，並確實掌握環境汙染物的情況，以利採取適當的處理措施，必須實施作業環境監測。監測所得的結果用途甚廣，一來可以作為廠內汙染工程改善的參考依據，再者可作為平時健康管理的重要參考，三可作為評定該作業環境的汙染物濃度是否合乎法令的規定標準。作業環境監測詳細內容請見第六章。

16.2　良好的溫濕環境

　　極端的溫度、濕度，不僅危害工作者健康，亦造成不舒適感而導致工作效率降低與意外的發生機率增加。所以，建立良好的溫濕度環境為刻不容緩之必要措施。

　　目前法令對於工作的溫濕條件規定只有針對高溫作業，對於低溫或濕度並沒有規定。有關溫度的指標有許多個，我國〈高溫作業勞工作息時間標準〉中評估溫濕條件所用之指標為「綜合溫度熱指數」（Wet Bulb Globe Temperature，英文簡寫 WBGT），計算方法如下：

1. 戶內或戶外無日曬時

　　綜合溫度熱指數＝0.7×自然濕球溫度＋0.3×黑球溫度

2. 戶外有日曬時

　　(1) 綜合溫度熱指數＝0.7×自然濕球溫度＋0.2×黑球溫度＋0.1×乾球溫度

　　(2) 自然濕球溫度：係指溫度計外包濕紗布且未遮蔽外界氣動所得之溫度，代表溫度、濕度、風速等之綜合效應。

　　(3) 黑球溫度：係指一定規格之中空黑色不反光銅球，中央插入溫度計所量得之溫度，代表輻射熱之效應。一般為直徑 15cm、厚度 0.5mm。

　　(4) 乾球溫度：係指溫度計所量得之空氣溫度，主要代表單純空氣溫度之效應。

　　計算得到綜合溫度熱指數之後，勞工作業時工作與休息時間的分配，應依據不同的工作負荷與溫度高低安排，例如某作業屬於輕工作，實際測得的綜合溫度熱指數如果是 31℃，則 1 小時的工作時間內，有 25%時間要休息，也就是作業 45 分鐘休息 15 分鐘。

表 16-1　輕、中、重工作於綜合溫度熱指數各標準下之每小時作息對照表

時量平均綜合溫度熱指數值℃	輕工作	30.6	31.4	32.2	33.0
	中度工作	28.0	29.4	31.1	32.6
	重工作	25.9	27.9	30.0	32.1
時間比例 每小時作息		連續 作業	25%休息 75%作業	50%休息 50%作業	75%休息 25%作業

　　所謂輕中重工作的判斷，依據〈高溫作業勞工作息時間標準〉定義，輕工作是指僅以坐姿或立姿進行手臂部動作以操縱機器者。所稱中度工作，指於走動中提舉或推動一般重量物體者。所稱重工作，指鏟、掘、推等全身運動之工作者。

　　〈職業安全衛生設施規則〉有關戶外作業之規定，為防範環境引起之熱疾病，應視天候狀況採取下列危害預防措施：

1. 降低作業場所之溫度。

2. 提供陰涼之休息場所。

3. 提供適當之飲料或食鹽水。

4. 調整作業時間。

5. 增加作業場所巡視之頻率。

6. 實施健康管理及適當安排工作。

7. 採取勞工熱適應相關措施。

8. 留意勞工作業前及作業中之健康狀況。

9. 實施勞工熱疾病預防相關教育宣導。

10. 建立緊急醫療、通報及應變處理機制。

在瞭解工作的溫濕條件之後，欲建立良好的溫度和濕度環境，可從以下幾點著手：

近年網路普及、互聯網發達，使用機車、自行車等交通工具從事食品外送作業隨處可見，對此新興行業，〈職業安全衛生設施規則〉也訂定了相關規範：

1. 雇主對於使用機車、自行車等交通工具從事食品外送作業，應置備安全帽、反光標示、高低氣溫危害預防、緊急用連絡通訊設備等合理及必要之安全衛生防護設施，並使勞工確實使用。

2. 事業單位從事食品外送作業勞工人數在 30 人以上，雇主應依中央主管機關發布之相關指引，訂定食品外送作業危害防止計畫，並據以執行；於勞工人數未滿 30 人者，得以執行紀錄或文件代替。所定執行紀錄或文件，應留存三年。

3. 雇主使勞工從事食品外送作業，應評估交通、天候狀況、送達件數、時間及地點等因素，並採取適當措施，合理分派工作，避免造成勞工身心健康危害。

4. 事業單位交付無僱傭關係之個人親自履行食品外送作業者，外送作業危害預防及身心健康保護措施準用同 1~3 點僱傭關係之規定。此項規定對於從事外送工作、臨時打工者相當重要，務必牢記。

一、工程改善

1. 對於可能接觸的高溫或低溫作業，盡量機械化、自動化，以減少員工接觸熱源或低溫的機會。

2. 增加通風換氣量，將熱空氣排除，並調節適溫之空氣。

3. 將熱源隔離，或用反射垂幕。

4. 對於極冷作業之通風空氣，須作適度加溫。

二、行政管理

1. 縮短工時：我國〈高溫作業勞工作息標準〉規定，屬於高溫作業勞工 1 天工作時數不得超過 6 小時。高溫作業除了應縮短工作時數外，亦應增加休息的時間。

2. 設置舒適之休息區，並提供溫度約 10~15℃的飲水與食鹽。

3. 輪班作業，以減少個人之暴露。

4. 工作時，給予適度之休息。

5. 濕潤工作場所之濕球溫度超過 27℃或乾濕球溫度相差 1.4℃以下時，應立即停止工人作業。乾濕球溫度是用來測量環境之溫濕度，濕球溫度是以紗布包住溫度計，將紗布垂入水中，以虹吸作用使濕度計濕潤。乾球溫度即是一般溫度計測得的溫度。可以乾、濕球溫度，查表而得知濕度之大小。

6. 教育訓練使工作者瞭解工作場所與作業存在之危害，防止危害發生，進而能保護自己的健康。

三、提供防護具

　　工程改善通常是危害管制之第一步，雖能有所改善，卻常難以將危害根除，故須提供適當且足量的防護具，使工作者之健康與生命安全，多一道防護與保障。

四、健康管理

　　對於工作者應實施定期健康檢查，若有發現工作者健康受到傷害，立即安排就醫、縮短工時或調任其他工作，並找出工作場所存在之危害，立刻改善。

16.3　良好的採光與照明

　　工作場所具有良好的採光照明，不僅可減少疲勞、提高工作效率、節省作業時間，而且還可防止事故或傷害的發生，尤其今日許多工廠採取三班制之輪班制，提供良好之照明以利其夜間之工作，就更形重要了。不同場所、不同作業，對於採光照明的要求亦不同，以下為〈職業安全衛生設施規則〉中，對於不同場所作業的人工照明之規定，如表 16-2。

良好的照明要素

　　良好舒適的照明，並不僅是有足夠的照度，必須同時考慮作業別及與整體環境的配合。

　　勞工工作場所之採光照明，應依下列規定辦理：

1. 各工作場所需有充分之光線。但處理感光材料、坑內及其他特殊作業之工作場所不在此限。

2. 光線應分布均勻，明暗比並應適當。

3. 應避免光線之刺目、眩耀現象。

4. 各工作場所之窗面面積比率不得小於室內地面面積 1/10。

5. 採光以自然採光為原則，但必要時得使用窗簾或遮光物。

6. 作業場所面積過大、夜間或氣候因素自然採光不足時，可用人工照明。

表 16-2　人工照明場所之照度標準

照度表		照明種類
場所別或作業別	照明米燭光數	場所別採全面照明、作業別採局部照明
室外走道及室外一般照明。	20 米燭光數以上	全面照明。
1. 走道、樓梯、倉庫、儲藏室堆置粗大物件處所。 2. 搬運粗大物件，如煤炭、泥土等。	50 米燭光數以上	1. 全面照明。 2. 局部照明。
1. 機械及鍋爐房、升降機、裝箱、粗細物件儲藏室、更衣室、盥洗室、廁所等。 2. 須粗辨物體，如半完成之鋼鐵產品、配件組合、磨粉、粗紡棉布及其他初步整理之工業製造。	100 米燭光數以上	1. 全面照明。 2. 局部照明。
須細辨物體如零件組合、粗車床工作、普通檢查及產品試驗、淺色紡織及皮革品、製罐、防腐、肉類包裝、木材處理等。	200 米燭光數以上	局部照明。
1. 精辨物體如細車床、較詳細檢查及精密試驗、分別等級、織布、淺色毛織等。 2. 一般辦公場所。	300 米燭光數以上	1. 全面照明。 2. 局部照明。
須極細辨物體，而有較佳之對襯，如極精細組合、精細車庫、精細檢查、玻璃磨光、精細木工、深色毛織等。	500~1000 米燭光數以上	局部照明。
須極精辨物體而對襯不良，如極精細儀器組合、檢查、試驗、鐘錶珠寶之鑲製、菸葉分級、印刷品校對、深色織品、縫製等。	1000 米燭光數以上	局部照明。

欲得到理想照度，除以上法令規定之外，還需要考量以下因素：

1. **光色要適當**：工作場所之燈盞裝置，應採用玻璃燈罩及日光燈為原則，燈泡須完全包蔽於玻璃罩中。

2. **明暗對比不可太強烈**：當人由亮處突然走進暗處，會產生所謂的**暗適應** (dark adaptation)，即初時什麼都看不見，幾分鐘後才逐漸清楚。若明暗對比過強，一旦產生暗適應，則有發生事故之可能。

3. **美觀**：可令工作者覺得舒坦，提高工作效率。

4. **經濟性**：發光效率高且易保養。

工作場所中，一些特定的場所一定要保持適當的照明，且一遇損壞，應立即修復。這些特定場所如：

1. 階梯、升降機、出入口。

2. 電氣機械器具操作部分。

3. 高壓電氣、配電盤處。

4. 高度 2 公尺以上之勞工作業場所。

5. 堆積或拆卸作業場所。

6. 修護鋼軌或行於軌道上之車輛更換、連接作業場所。

7. 其他易因光線不足引起勞工災害之場所。

16.4　通風及換氣

　　通風換氣的目的在於提供新鮮的空氣、排除空氣汙染物與調節環境溫度、濕度。對於汙染性較高之作業場所，如有機溶劑散布之場所、坑內或儲槽內部作業，通風換氣為防止危害的必要手段。

　　2012 年 2 月 2 日，南投縣信義鄉有一名工人在橋梁涵洞內進行防鏽噴漆作業時，因涵洞通風不良，其所攜帶的氧氣筒存量不敷使用，導致該名工人吸入過多甲苯，中毒昏厥。

　　2003 年臺北和平醫院因中央空調之密閉室內，造成多位醫護人員感染急性呼吸道症候群；2012 年臺北市榮總婦科病房因通風不佳，引發 15 名醫護人員集體感染肺炎。而國內醫護人員在院內受到結核病集體感染之新聞，亦時有耳聞。

　　這類因通風不良造成的集體感染，屢見不鮮，特別是近年中央空調密閉室內引發醫院之院內感染越來越多，不可不慎！

　　在〈職業安全衛生設施規則〉中，有關一般工作場所之通風換氣規定如下：

1. 室內作業場所，除設備及自地面算起高度超過 4 公尺以上之空間不計外，每一勞工應有 10 立方公尺以上之空間。

2. 坑內或儲槽內部作業，應設置適當之機械通風設備，溫度在攝氏 37 度以上時，應使勞工停止作業。

3. 室內工作場所內，可與大氣相通之窗戶、門等開口部分面積，應為地板面積之 1/20 以上，但有機械通風者除外。若室內作業場所之氣溫在攝氏 10 度以下換氣時，不得使勞工暴露於每秒 1 公尺以上之氣流中。

4. 工作場所應使空氣充分流通。所需換氣標準如下：

表 16-3　室內工作場所換氣標準

工作場所每一勞工所占立方公尺數	每分鐘每一勞工所需之新鮮空氣之立方公尺數
未滿 5.7	0.6 以上
5.7 以上未滿 14.2	0.4 以上
14.2 以上未滿 28.3	0.3 以上
28.3 以上	0.14 以上

一般通風分為：

1. **整體換氣**：在汙染物尚未到達工作者之前，即利用乾淨的空氣加以稀釋，以降低汙染物之濃度。整體換氣的適用時機如下：(1)汙染物毒性低；(2)汙染物量小；(3)汙染物分布廣泛，不易裝設局部排氣；(4)汙染物遠離工作人員。

2. **局部排氣**：在汙染物發生源或附近，將汙染物捕捉並移走，以避免汙染物之散布，稱之。局部排氣的適用時機如下：(1)汙染物毒性大；(2)汙染物集中。

至於有關特殊有害物質之通風換氣標準，可參考各有關特殊有害物質的法令規定，目前有鉛中毒預防規則、有機溶劑中毒預防規則、四烷基鉛中毒預防規則、特定化學物質預防標準、粉塵危害預防標準等。另外有關高度傳染性之生物性致病原，如急性呼吸道症候群病毒(SARS)等，其病房須使用負壓隔離病房。

16.5 　廠房的整潔

保持廠房的整齊清潔，對於工作者生命健康、職業災害的防止，看似微不足道，實際上卻息息相關，影響甚鉅。若工作場所中堆放雜物，易導

致跌倒、碰撞的意外；若工作場所堆積可燃性的粉塵，則易導致粉塵爆炸，不可輕忽；若工作場所環境髒亂則令人心生厭煩，降低工作效率，且易成為傳染疾病的溫床。

　　以下乃工作場所的環境整潔方面，應注意之事項：

1. 工作場所應保持清潔，並防止鼠類、蚊蟲與其他病媒等危害。

2. 工廠周遭環境，應定期消毒。

3. 應置備勞工洗臉、洗澡、漱口、更衣、洗濯之設備。

4. 設置足夠且合乎衛生之廁所與盥洗設備，設立數量原則為男女廁分別設置並予以明顯標示：男廁便坑數同時作業 25 人內設 1 個，最少不得低於 60 人 1 個，便池數每 15 人內設 1 個，最少不得低於 30 人 1 個；女廁便坑數同時作業 15 人以內設 1 個，最少不得低於 20 人 1 個。

5. 廁所每日至少清洗 1 次，並每週消毒 1 次。

6. 於適當場所充分供應勞工所需之飲用水或其他飲料，並不得設置共用杯具。飲用水應符合飲用水水質標準，並定期檢驗。

7. 休息區應遠離有汙染之作業區。

8. 供應之餐食應保持清潔，並注意營養。

9. 廠內餐廳工作人員，不得由患肺結核、肝炎、性病、化膿性皮膚病或傷寒帶菌者等具有傳染病者擔任。

16.6　結　語

　　良好的安全衛生環境為提高工作效率與防止職業災害的重要條件。切記「工欲善其事，必先利其器」，千萬不可輕忽工作環境之整齊清潔與各項基本措施。

☑《本章重點摘要》

1. 作業環境監測結果的用途：

   (1) 作為工廠內汙染工程改善之參考。

   (2) 健康管理上的參考。

   (3) 評估是否合乎法令規定。

2. 建立良好溫濕環境的方法：

   (1) 工程改善。

   (2) 行政管理。

   (3) 提供防護具。

   (4) 健康管理。

3. 良好照明的要件：

   (1) 足夠的照度。

   (2) 亮度分布均勻。

   (3) 不可產生眩光。

   (4) 光色要適當。

   (5) 明暗對比不可過強。

   (6) 美觀。

   (7) 經濟。

4. 一定須保持適度照明之場所：
   階梯、出入口、電氣操作部分等。

5. 整體換氣與局部排氣之適用時機。

☑ 《習題》

一、是非題

( ) 1. 環境中汙染物之 8 小時的平均濃度不得超過日時量平均容許濃度。

( ) 2. 高溫作業勞工每日工作時間，不得超過 8 小時。

( ) 3. 良好的照明，只須考量照度是否夠，其他不必考慮。

( ) 4. 進入儲槽、坑內作業，一定要有機械通風設備。

( ) 5. 工作場所之休息區，應遠離汙染作業區。

( ) 6. 濕潤工作場所之濕球溫度超過 25℃，應使勞工停止作業。

二、選擇題

( ) 1. 室內工作場所可與大氣相通之窗門，應為地板面積　(1)1/20　(2)1/10　(3)1/30　(4)1/15　以上。

( ) 2. 對於毒性較高之作業應採用　(1)整體換氣　(2)局部排氣　(3)以上皆可。

( ) 3. 當人由亮處突然走進暗處，會產生初時什麼都看不見，幾分鐘後才逐漸清楚，此情況稱為　(1)亮適應　(2)炫光性　(3)暗適應　(4)眼球適應。

( ) 4. 我國法令對於熱環境的評估指標是　(1)有效溫度　(2)熱危害指數　(3)綜合溫度熱指數　(4)以上皆是。

三、問答題

1. 作業環境監測結果有何用途？

2. 良好照明條件有哪些？

3. 如何改善作業場所之溫濕環境？

4. 整體換氣與局部排氣的適用時機為何？

附 錄

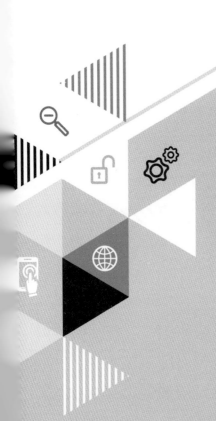

附錄一 習題解答

///////////////// **CHAPTER 01** /////////////////

一、是非題

1.（×）　　2.（×）　　3.（×）　　4.（×）　　5.（○）
6.（×）　　7.（×）　　8.（○）

二、選擇題

1.（2）　　2.（1）　　3.（3）　　4.（1）　　5.（2）
6.（1）

///////////////// **CHAPTER 02** /////////////////

一、是非題

1.（○）　　2.（×）　　3.（○）　　4.（×）　　5.（×）
6.（×）　　7.（×）　　8.（○）

二、選擇題

1.（3）　　2.（2）　　3.（2）　　4.（4）

///////////////// **CHAPTER 03** /////////////////

一、是非題

1.（○）　　2.（×）　　3.（○）　　4.（×）　　5.（×）
6.（○）　　7.（×）　　8.（×）　　9.（×）　　10.（×）

二、選擇題

1.（2）　　2.（3）　　3.（1）　　4.（3）　　5.（3）
6.（3）　　7.（4）　　8.（1）　　9.（3）　　10.（4）

///////////////// **CHAPTER 04** /////////////////

是非題

1.（○）　　2.（○）　　3.（×）　　4.（○）　　5.（×）
6.（×）　　7.（○）　　8.（○）　　9.（○）　　10.（×）
11.（○）　　12.（×）　　13.（○）　　14.（○）　　15.（○）
16.（○）　　17.（×）　　18.（○）　　19.（×）　　20.（○）

/////////////////// **CHAPTER 05** ///////////////////

一、是非題

1.（○）　　2.（×）　　3.（○）　　4.（○）　　5.（×）
6.（○）　　7.（○）　　8.（×）　　9.（○）　　10.（×）

二、選擇題

1.（4）　　2.（1）　　3.（4）　　4.（4）　　5.（3）

/////////////////// **CHAPTER 06** ///////////////////

一、是非題

1.（×）　　2.（×）　　3.（○）　　4.（○）

二、選擇題

1.（3）　　2.（3）　　3.（4）　　4.（2）　　5.（4）
6.（4）　　7.（3）

/////////////////// **CHAPTER 07** ///////////////////

一、是非題

1.（○）　　2.（×）　　3.（○）　　4.（○）　　5.（×）
6.（○）　　7.（×）　　8.（○）　　9.（○）　　10.（×）

二、選擇題

1.（4）　　2.（3）　　3.（3）　　4.（4）

/////////////////// **CHAPTER 08** ///////////////////

一、是非題

1.（○）　　2.（○）　　3.（×）　　4.（×）　　5.（○）
6.（○）　　7.（×）　　8.（○）　　9.（×）　　10.（×）
11.（○）　12.（×）　13.（○）　14.（○）　15.（×）

二、選擇題

1.（3）　　2.（4）　　3.（1）　　4.（3）　　5.（1）
6.（4）　　7.（4）　　8.（1）

////////////////// **CHAPTER 09** //////////////////

一、是非題

1.（○）　　2.（×）　　3.（×）　　4.（○）　　5.（×）

6.（○）　　7.（○）　　8.（○）　　9.（×）

二、選擇題

1.（4）　　2.（3）　　3.（2）　　4.（4）

////////////////// **CHAPTER 10** //////////////////

一、是非題

1.（○）　　2.（○）　　3.（×）　　4.（○）　　5.（×）

6.（×）　　7.（○）　　8.（○）　　9.（○）　　10.（○）

二、填充題

1. 隧道、人孔、船艙、地下汙道、深井。

2. 一氧化碳。

3. 供氣。

三、選擇題

1.（4）　　2.（3）　　3.（4）

////////////////// **CHAPTER 11** //////////////////

一、是非題

1.（○）　　2.（×）　　3.（○）　　4.（×）　　5.（×）

6.（○）　　7.（○）　　8.（×）　　9.（○）　　10.（○）

11.（×）　　12.（×）　　13.（○）　　14.（○）　　15.（○）

////////////////// **CHAPTER 12** //////////////////

一、是非題

1.（×）　　2.（○）　　3.（○）　　4.（×）　　5.（○）

6.（○）　　7.（×）　　8.（○）　　9.（×）　　10.（○）

11.（○）　　12.（○）　　13.（○）　　14.（×）　　15.（○）

二、選擇題

1.（3）　　2.（4）　　3.（4）　　4.（4）

////////////////// **CHAPTER 13** //////////////////

一、是非題

1. (×)　　2. (×)　　3. (○)　　4. (×)　　5. (○)
6. (○)　　7. (○)　　8. (×)　　9. (○)　　10. (×)

二、選擇題

1. (4)　　2. (3)　　3. (1)　　4. (1)　　5. (4)
6. (4)　　7. (2)　　8. (4)　　9. (4)　　10. (2)
11. (1)　　12. (2)

////////////////// **CHAPTER 14** //////////////////

一、是非題

1. (×)　　2. (×)　　3. (○)　　4. (×)　　5. (○)
6. (×)　　7. (○)　　8. (○)　　9. (○)　　10. (○)
11. (○)　　12. (○)

二、選擇題

1. (2)　　2. (3)　　3. (4)　　4. (4)

////////////////// **CHAPTER 15** //////////////////

一、是非題

1. (×)　　2. (○)　　3. (○)　　4. (×)　　5. (×)
6. (○)　　7. (○)　　8. (×)　　9. (○)

二、選擇題

1. (2)　　2. (2)　　3. (2)　　4. (4)　　5. (4)

////////////////// **CHAPTER 16** //////////////////

一、是非題

1. (○)　　2. (×)　　3. (×)　　4. (○)　　5. (○)　　6. (×)

二、選擇題

1. (1)　　2. (2)　　3. (3)　　4. (3)

✚ 附錄二 名詞索引

✚ 附錄三 參考文獻

一、中文部分

中國鋼鐵股份有限公司（民 76），零災害運動理論篇。

中華民國工業安全衛生協會（民 97），勞工安全衛生法令。

中華民國工業安全衛生協會（民 97），勞工安全衛生教材—衛生管理師訓練教材。

中華民國工業安全衛生協會（民 97），勞工安全衛生管理員訓練教材叢書。

毛文秉譯（民 80），職業病防治，茂昌圖書有限公司。

王榮德（民 76），公害與疾病，健康世界雜誌社。

臺灣省工礦檢查委員會（民 73），墜落災害預防專題研究報告。

臺灣省工礦檢查委員會（民 75），職業病實例。

臺灣省政府勞工處（民 77），廠場自動檢查。

行政院勞工委員會（民 76），零災害向不安全行為挑戰。

行政院勞工委員會（民 79），我國勞工安全衛生法概況。

行政院勞工委員會（民 80），作業環境測定。

行政院勞工委員會（民 80），檢查員訓練教材—電氣安全。

行政院勞委會（民 82），中華民國職業災害概況。

行政院勞動部（民 103），職業安全衛生法規暨解釋彙編。

呂山海編譯（民 78），安全管理，書泉出版社。

呂槃等著（民 78），衛生教育理論與實際，中華民國衛生教育學會。

李序僧（民 76），工業心理學，大中國圖書公司。

李旺祚（民 79），新編 GUYTON 生理學：第七篇呼吸作用，合記圖書出版社。

李景文等（民 81），工業安全及衛生，高立圖書公司。

林熾昌（民 69），化學安全工學，行政院勞工委員會。

紀佳雄（民 73），找出意外事故潛在的原因，工礦檢查季刊，第 9 期。

張禹罕（民 71），公共衛生學，臺灣商務印書館。

許秀光（民 78），工業安全評鑑，中華民國工業安全衛生協會。

陳文宣（民 75），工業安全與衛生，全華科技圖書公司。

陳石棚（民 78），工業安全及衛生，文京圖書有限公司。

陳有志（民 75），工業安全衛生，復文書局。

陳拱北預防醫學基金會主編（民 83 年），公共衛生學，巨流圖書公司。

勞工行政雜誌社（民 80），勞工作業環境測定訓練教材。

馮紀恩（民 71），實用工業安全與衛生，正文書局。

黃清賢（民 78），工業安全，三民書局。

黃清賢（民 78），工業安全與管理，三民書局。

葉基光（民 79），工業汙染之成因與防治，徐氏基金會。

蔡正桐（民 83），臺灣省近五年墜落、滾落災害統計分析及災害防止對策，臺灣勞工，第 24 期。

蔡永銘（民 82），現代安全管理，揚智文化公司。

蔡永銘（民 93），全方位企業風險管理及安全文化，工安科技季刊，53，2-5。

鄭世岳（民 80），工業安全實習指引，嘉南藥專出版。

賴耿陽（民 80），電氣安全教材實務，復漢出版社。

賴耿陽（民 81），粉塵爆炸危險評估與管理，復漢出版社。

羅文基（民 81），工業安全生衛生，三民書局。

二、英文部分

Advisory Committee on the Safety of Nuclear Installations (ACSNI) (1993). Human factors study group. Third report: Organising for safety. London: HMSO. Health and Safety Commission (HSC).

Bird, F.E.Jr. & Loftus, R.G. (1989). Loss Control Management. Georgia: Institute Press.

Ellis, J.N. (1988). Introduction to Fall Protection. East Oakton: ASSe.

Health and Safety Executive (HSE) (2002). Safety Climate Measurement User Guide and Toolkit. report prepared by Loughborough University for the Offshore Safety Division of the HSE.

Heinrich, H.W. & Petersen, D. & Roos, N. (1980). Industrial Accident Prevention: A Safety Management Approach. New York: McGraw-Hill.

Hudson, P.T.W. (2003). Understanding Safety Management in the Context of Organisational Culture. NATO/ Russia ARW. Forecasting and Preventing Catastrophes. University of Aberdeen 2-6 June 2003.

International Nuclear Safety Advisory Group (INSAG) (1988). Basic safety principles for nuclear power plants (No. 75-INSAG-3, Safety Series). Vienna: International Atomic Energy Agency (IAEA).

International Nuclear Safety Advisory Group (INSAG) (1991). Safety Culture (Safety Series No.75-INSAG-4). Vienna: International Atomic Energy Agency (IAEA).

McCormic, E.J. & Ilgen, D. (1980). Introduction Psychology. 7th ed. Englewood: Prentice-Hall.

National Safety Council (1988). Accident Facts, Chicago.

National Safety Council (1988). Accident Prevention Manual for Industrial Operations, Engineering and Technology. 9th ed.

Obshifski, J.B. (1982). Fundamentals of Industrial Hygiene. Chicago: NSC.

Petersen, D. (1984). Human-Error Reduction and Safety Management. New York: Garland.